Instrumentenkunde in der Unfallchirurgie

Instrumentenkunde in der Unfallchirurgie

Ein Lehrbuch für Schwestern

von

ELSE HOLTER

Oberin des Arbeitsunfallkrankenhauses Linz der AUVA

unter Mitarbeit von

Dr. RUDOLF STRELI

erster Assistent und Stellvertreter des ärztlichen Leiters des AUKH Linz,
Primarius Dozent Dr. Jörg Böhler

Mit einem Geleitwort von

Prim. Doz. Dr. JÖRG BÖHLER

Leiter des Arbeitsunfallkrankenhauses der AUVA Linz.

Mit 59 Abbildungen

WALTER DE GRUYTER & CO.

vormals G. J. Göschen'sche Verlagshandlung · J. Guttentag, Verlagsbuchhandlung
Georg Reimer · Karl J. Trübner · Veit & Comp.

BERLIN 1962

Archiv-Nr. 519 661 — Printed in Germany. — Satz und Druck: Buchdruckerei Franz Spiller, Berlin SO 36.

Geleitwort

Die Unfallchirurgie hat ihren festen Platz als chirurgisches Sonderfach eingenommen. Die ständig wachsende Zahl von Unfällen, welche offensichtlich untrennbar mit der Industrialisierung und Motorisierung zusammenhängt, hat es bewirkt, daß zahlreiche Spezialabteilungen für Unfallchirurgie in Allgemeinen Krankenhäusern eingerichtet wurden. In vielen Staaten der Welt gibt es bereits eigene Unfallkrankenhäuser. Die Schweiz hat erst jüngst einen Lehrstuhl für Unfallchirurgie an der Universität Zürich geschaffen.

Der harmonische und präzise Ablauf der unfallchirurgischen Operationen ist mit der Leistung der Operationsschwester innig verbunden. Diese muß imstande sein, sich den wechselnden Verhältnissen bei den Operationen von Frischverletzten und den vielen standardisierten Operationen, besonders denen der Wiederherstellungschirurgie, anzupassen.

Prof. Dr. LORENZ BÖHLER hat in seinem Lehrbuch der Unfallchirurgie sein Erfahrungsgut niedergelegt und die Technik der blutigen und unblutigen Behandlung von frischen und alten Verletzungen für den Arzt genau festgelegt.

Es fehlte aber bisher eine Anleitung für Operationsschwestern der Unfallchirurgie. Frau Oberin HOLTER hat sich der dankbaren Aufgabe unterzogen, hier einzugreifen und ich bin erfreut, daß ihr Buch aus dem von mir geleiteten Hause kommt. Aus der Überzeugung, daß der Ausbildung des Schwesternnachwuchses größtes Interesse geschenkt werden muß und dem Umstande entsprechend, daß auch eine schon geschulte Schwester bei der Vorbereitung des Instrumentariums für seltener ausgeführte Operationen ein Nachschlagewerk benötigt, ist sie an die Bearbeitung dieses Buches herangetreten. Das Buch erfüllt auch die Aufgabe, ein Ratgeber für jene Schwestern zu sein, die in einem orthopädischen oder chirurgischen Betrieb tätig sind, in welchem unfallchirurgische Eingriffe seltener ausgeführt werden.

Die Technik der Operationen verfeinert sich immer mehr. Neue Operationsmethoden werden entwickelt. Die besondere Technik der Handchirurgie, die immer weitere Fortschritte macht, erfordert ein spezielles Instrumentarium. Die plastische und kosmetische Wiederherstellung erfordert ebenfalls eine eigene Technik. Deshalb muß die Schwester neben dem Gang der Operation auch genaue Kenntnisse über dieses Instrumentarium besitzen.

Ich habe Frau Oberin HOLTER geraten, nur diejenigen Operationen in ihr Buch aufzunehmen, welche erprobt und bewährt sind. Ich glaube, daß sie das schwierige Problem der Auswahl der Operationen gut gelöst hat und daß den Instrumentarinnen im unfallchirurgischen Betrieb durch dieses Buch ihre Arbeit erleichtert wird.

Ich wünsche dem Buch viel Erfolg.

Linz, Herbst 1961 Doz. Dr. J. BÖHLER

Vorwort

Die Unfallchirurgie hat sich entsprechend ihrer Eigenart zu einem Spezialgebiet der Chirurgie entwickelt. In der angewandten Technik weicht sie in vielem von der sonst gebräuchlichen Operationstechnik ab. Es ist daher ein unumgängliches Erfordernis geworden, den gesamten Apparat der operativen Unfallsbehandlung zu spezialisieren und der Auswahl der Mitarbeiter erhöhtes Augenmerk zuzuwenden.

Nachdem ich mich noch mit anderen Oberinnen, die ein Lehrbuch dieser Art sehr begrüßen würden, besprochen hatte, entschloß ich mich zu dieser sicher nicht leichten Aufgabe. Frau Oberin Alba v. Alberti, Rudolfinerhaus, Wien XIX., sowie Frau Oberin Maria Hirsch, Allgemeines Krankenhaus, Linz, welche sich in dankenswerter Weise an der Korrektur beteiligt hatten, waren mit der vorliegenden Fassung einverstanden.

Dieses Buch soll mithelfen, daß die Operationsschwester der Unfallchirurgie den großen Anforderungen, die an sie gestellt werden, leichter und besser gerecht werden kann. Es soll sie mit den notwendigen Unterlagen versehen, um den derzeit hohen Standard der Operationsschwester zu erhalten und wenn möglich noch zu steigern, damit sie ein wirklich verläßlicher Mitarbeiter des Operateurs sein kann.

Es sei auch besonders erwähnt, daß es nicht Aufgabe dieses Buches ist, Schwestern für den Operationssaal heranzubilden, sondern daß diese Arbeit sich nur an bereits allgemein ausgebildete Operationsschwestern wendet, die sich dem Spezialgebiet der Unfallchirurgie widmen, um sie mit den Eigenheiten der unfallchirurgischen Operationstechnik vertraut zu machen und um sie zu befähigen, die an sie gestellten Anforderungen zu erfüllen. Es wurden nur die häufigsten Operationen beschrieben, unter Berücksichtigung der bei uns üblichen Methoden, um das Buch für die Schwestern handlich und übersichtlich zu gestalten.

Anregungen für eine noch bessere Organisation der Tätigkeit der Schwestern verdanke ich dem Herrn Direktor Rudolf Pschick der Allgemeinen Unfallversicherungsanstalt, der mich immer wieder dazu ermutigte, durch zweckmäßige Anleitung der in dieses Spezialgebiet eintretenden Schwestern ein hohes Niveau und eine gute Leistung zu erzielen.

Mein Dank gilt auch Herrn Primarius Dozent Dr. Jörg Böhler, der diese Arbeit in freundlicher Weise unterstützt, sie für notwendig gehalten und mir im Laufe der zehnjährigen Zusammenarbeit immer wieder wertvolle Hinweise gegeben hat.

Für die Mitarbeit an diesem Buch gebührt besonderer Dank Herrn Dr. Rudolf Streli, Stellvertreter des ärztlichen Leiters am Arbeitsunfallkrankenhaus Linz, der es liebenswürdigerweise übernommen hat, die Beschreibung der Operationen durchzusehen und an der Gestaltung dieses Buches mitzuwirken.

Mein Dank gilt aber vor allem der leitenden Operationsschwester, Schwester Elfriede Bleimer, sowie den Schwestern Rosa Jöchtl, Helene Gabriel, Marietta Pröll, Annelore Fasching, Maria Lanzerstorfer, Beatrix Schrefl, Rosemarie Bakule und Karla Neulinger.

Dem wissenschaftlichen Fotografen Herrn Johann Künzl möchte ich meinen Dank für die ausgezeichnete Anfertigung des notwendigen Fotomaterials aussprechen.

Dem Graphiker Herrn Rudolf Meinhardt bin ich verpflichtet, weil er die Zeichnungen mustergültig angefertigt hat.

Else Holter
Oberin am Arbeitsunfallkrankenhaus
der AUVA Linz

Linz, im Herbst 1961

Inhaltsverzeichnis

1. Einleitung

2. Allgemeiner Teil

3. Spezieller Teil

1. Einleitung

I. Verantwortlichkeit der Operationsschwester

Nicht oft und eindringlich genug kann auf die schwere Verantwortung jeder Operationsschwester hinsichtlich der Sterilität im Operationssaal hingewiesen werden. Das Betreten des Operationssaales, insbesondere während einer Operation, muß unbedingt auf die nur auf ausdrücklichen Wunsch dorthin Gerufenen beschränkt bleiben. Hat die Instrumentarin den Verdacht, daß ein Instrument, ein Wäschestück oder dergleichen nicht mehr steril ist, so ist dieses *sofort* wegzugeben und durch ein anderes zu ersetzen.

Der Operationssaal selbst und dessen Einrichtung soll die bestmögliche Gewähr für die Sauberhaltung bieten. Auf jeden Fall ist eine Überfüllung des Operationssaales mit Inventar zu vermeiden. Zur Verantwortung der Schwester im Operationssaal gehört auch die Überwachung der Hilfskräfte, wie Operationsdiener und Bedienerinnen.

Jede Operationsschwester muß sich der Größe ihrer Verantwortung bewußt sein. Es wird daher auch bei jeder einzelnen ein besonders hohes ethisches Niveau vorausgesetzt.

II. Zusammenarbeit mit dem Operateur

In jedem Operationssaal ist eine gute Zusammenarbeit mit dem Operateur wichtig. Die Instrumentarin muß den Gang der Operation genau kennen und dem Arzt immer das richtige Instrument in die Hand geben, ohne daß er dieses besonders verlangt. Hat ein Operateur besondere Wünsche, vor allem bezüglich der Verwendung von Instrumenten, Nahtmaterial oder auch schon im Auflegen des Patienten auf den Operationstisch, soll dies vor der Operation besprochen werden.

III. Organisation im Operationssaal

Durch eine gute Zusammenarbeit mit dem Operateur ist auch eine gute Organisation im Operationssaal möglich. Am Abend gibt der Operateur das Programm für den nächsten Tag bekannt; es wird besprochen, in welchem der Operationssäle die einzelnen Fälle operiert werden, welche Besonderheiten sich eventuell ergeben können, wie der Patient aufgelegt wird und welche Art der Betäubung er bekommen soll. Dementsprechend können dann die Instrumentarinnen zu den einzelnen Operationen eingeteilt werden. Sehr vorteilhaft ist es, wenn die Nachtdienstschwester die Instrumente für die vorgesehenen Operationen vorbereitet und die Apparate nochmals überprüft. Die für eine Operation notwendige Wäsche muß in den bereits sterilen Trommeln vorhanden sein. Die Verwendung von blauer Wäsche im septischen und von grüner Wäsche im aseptischen Operationssaal hat sich als sehr zweckmäßig erwiesen. Auch die Röntgenabteilung muß zeitgerecht verständigt werden, damit sie sich im Operationssaal alles entsprechend richten kann. Zur festgesetzten Stunde verständigt die Operationsschwester die Krankenabteilung, die den für die Operation gut vorbereiteten Patienten in den Operationssaal bringt.

IV. Sterilisation

Die Sterilisation erfolgt entweder durch Auskochen der Gegenstände, mit Wasserdampf oder Heißluft.

1. **Instrumente — Skalpelle.** Infolge der heutigen Erkenntnisse der Bakteriologie über die Widerstandsfähigkeit der Keime ist für den Operationssaal ein Auskochen der Instrumente in Wasser nicht mehr zulässig. Sie werden daher in einem Dampfautoklaven mit Überdruck sterilisiert. Ein Vorgang dauert 14 Minuten. Skalpelle werden mit 70%igem Alkohol gereinigt, vier Minuten in Dampf sterilisiert und dann zur Aufbewahrung in 96%igen reinen Alkohol gelegt. Man könnte Skalpelle auch in Heißluft sterilisieren, doch würde darunter die Schärfe der Schneide leiden.

2. **Spritzen und Injektionsnadeln** werden eine Stunde in Heißluft bei 150° C sterilisiert.

3. **Wäsche und Verbandstoffe** werden in die dazu bestimmten Trommeln nach einem vorgeschriebenen Schema gepackt und in einem Dampfsterilisator bei 1,5 Atmosphären Überdruck 45 Minuten oder bei 2,5 Atü 35 Minuten sterilisiert.

4. **Gummihandschuhe** müssen ganz trocken sein, dann werden sie kontrolliert, ob sie nirgends zerrissen sind, um dann mit *sterilisiertem* Talcum venetum auf beiden Seiten eingepudert zu werden. Sehr zweckmäßig ist es, wenn man nach innen einen gut gepuderten Zwirnhandschuh schiebt. Dann werden die Handschuhe paarweise in Tücher gewickelt, und zwar so, daß zwischen den Handschuhen das eine Ende des Tuches zu liegen kommt, um ein Zusammenkleben zu vermeiden. Außen auf dem Tuch wird die Größe des eingewickelten Handschuhpaares vermerkt. Die Handschuhpäckchen werden in die Trommeln gepackt und im Dampfsterilisator bei 1,5 Atü 25 Minuten sterilisiert.

5. **Nahtmaterial.**

a) Katgut wird von der Erzeugerfirma steril in gebrauchsfertigen Flaschen geliefert. Es liegt in Jodalkohol. Da Katgut aus Hammeldarm hergestellt wird, ist es notwendig, daß die Sterilität wegen eventueller Verunreinigung mit Tetanusbazillen öfter überprüft wird. Bei Verwendung von Katgut soll immer die Kontrollnummer der betreffenden Flasche notiert werden.

b) Seide kann ebenfalls in gebrauchsfertigen Flaschen geliefert werden. Sie liegt in Xylolalkohol. Sterilisiert die Instrumentarin die Seide selbst, wird diese zunächst locker auf Metallspulen gewickelt, wie die Instrumente im Dampfsterilisator sterilisiert und dann in 96%igem reinem Alkohol aufbewahrt.

c) Perlon wird wie Seide sterilisiert.

d) Supramid bekommt man in gebrauchsfertigen Flaschen. Es liegt in 96%igem reinem Alkohol.

e) Drähte werden wie Instrumente sterilisiert.

6. Gummidrain und Katheter werden 10 Minuten im Dampf bei 1,5 Atü sterilisiert. Ballonkatheter kommen entweder in eine 1‰ige Sublimatlösung und werden dann mit steriler Kochsalzlösung durchgespült oder sie werden 12 Stunden in Formalindämpfe gelegt.

7. Handbürsten werden 10 Minuten in Wasser gekocht.

8. Sterilisierung von gebrauchten Gegenständen nach einer septischen Operation. Bevor die gebrauchten Gegenstände sterilisiert werden, müssen sie desinfiziert werden. Dies erfolgt bei Instrumenten, Spritzen und Injektionsnadeln durch gründliches Waschen und Reinigen in antiseptischer Lösung, zum Beispiel 2%igem Gewasept. Wäsche wird acht Stunden in eine 1%ige Gewaseptlösung gelegt. Ebenso muß der ganze Operationssaal, einschließlich Wände, Fußboden und Einrichtungsgegenstände, mit einer 2%igen Gewaseptlösung gereinigt werden.

Gummihandschuhe werden in einer 1 %igen Gewaseptlösung gewaschen, in fließendem Wasser gut geschwemmt und dann acht Stunden in eine 1 ‰ige Sublimatlösung gelegt.

V. Nahtmaterial

1. Katgut: Wird vom Körper resorbiert und darum zum Nähen der Schleimhäute verwendet.

2. Perlon: Vor allem wird gedrehtes Perlon, Bobingen, verwendet. Man näht damit die Haut, Faszien, Muskeln, Gelenkkapseln und Sehnen.

3. Supramid: Wird wie Perlon verwendet. Nerven werden mit schwarzem Supramid „extrafein" genäht.

4. Draht: *a) Gedrehter Draht* = Fagersta: Kann wie Perlon verwendet werden.

b) Glatter Draht: Wird für Knochennähte und für Drahtumschlingungen bei Knochenbrüchen gebraucht.

c) Silberdraht: Als Klippes gebogen wird er zur Blutstillung bei Schädeloperationen verwendet.

Seide und *Zwirn* werden im allgemeinen nicht mehr verwendet.

VI. Abdeckung

Wenn der zu operierende Körperteil verschmutzt ist, wird er mit Bürste und Seife etwa drei Minuten gereinigt. Dies gilt besonders für frische Unfälle. Nach der mechanischen Reinigung wird die Haut mit einer Desinfektionslösung bestrichen.

Die Abdeckung des Operationsgebietes erfolgt dicht an der beabsichtigten Schnittlinie mit sterilen Schlitzleintüchern und mit sterilen Kompressen. Die Tücher werden mit Wäscheklemmen oder Nähten zusammengehalten. Meistens werden sie dabei an der Haut fixiert. Im speziellen wird folgendermaßen vorgegangen:

1. Bauch- und Thoraxoperationen: Bei Bauchoperationen muß als erstes der Nabel mit Benzin und Alkohol gereinigt werden und dann wird ebenso wie bei Thoraxoperationen das Operationsfeld mit Jod oder Merfen keimfrei gemacht. Anschließend werden vier sterile Kompressen um die beabsichtigte Schnittlinie gelegt. Darüber kommt noch ein steriles Schlitzleintuch. Auf die Beine wird noch ein größeres steriles Tuch gelegt.

2. Extremitäten: Die zu operierende Stelle wird im großen Umkreis mit Jod oder Merfen desinfiziert, das Bein wird dann hochgehalten und ein großes steriles Tuch darunter gelegt. Über das zu operierende Bein wird ein aufgerollter Strumpf bis zur Operationsstelle gezogen, umgestülpt, mit einer Wäscheklemme und mit einer Binde

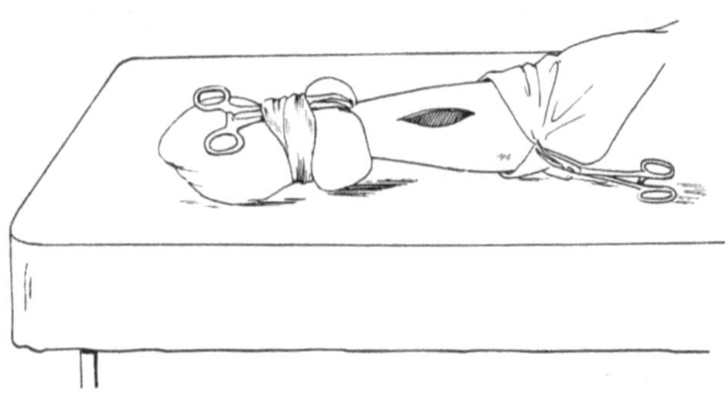

Abb. 1. Abdeckung bei einer Vorderarmverletzung

Das Wundgebiet ist abgedeckt. Über die Hand und Handgelenkgegend wurde ein steriler Strumpf gezogen und mit einer Wäscheklemme befestigt. Zentral der Verletzung ist der Arm mit einer Kompresse eingehüllt und die Kompresse mit einer Wäscheklemme geschlossen

mit drei Touren und einer Halbschleife fixiert. Dann wird eine Kompresse um den körpernahen Teil der Extremität gelegt und ebenfalls fixiert. Über das Ganze kommt ein Schlitzleintuch. Das Bein wird durch den Schlitz gesteckt, dessen restliche Länge mit Klemmen verschlossen wird. Darüber kommt dann noch eine Kompresse (Abb. 1 u. 2).

3. Schädeloperationen: Der gut rasierte Schädel wird mit Jod oder Merfen desinfiziert. Dann werden zwei sterile Kompressen unter den Kopf gelegt, wobei man die untere

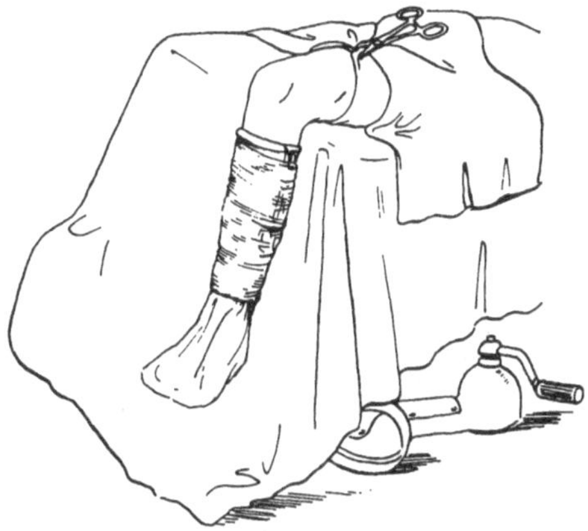

Abb. 2. Abdeckung des Beines zu einer Knieoperation (z. B. Meniskusoperation)

Es wird am hängenden Unterschenkel operiert. Unter das zu operierende und über das gesunde Bein kommt ein steriles sogenanntes Fußtuch (Größe: 150 : 150 cm). Der Fuß und der Unterschenkel sind mit einem sterilen Strumpf, das Bein oberhalb des Knies ist mit einer sterilen Kompresse abgedeckt. Dann wurde das zu operierende Bein noch durch ein Schlitzleintuch gezogen. Der Schlitz wurde oberhalb des Kniegelenkes mit einer Wäscheklemme geschlossen

liegen läßt, während die zweite Kompresse gerafft und rund um das Operationsgebiet gelegt und fixiert wird. Darüber kommen das Schlitzleintuch und eine Kompresse (Abb. 3).

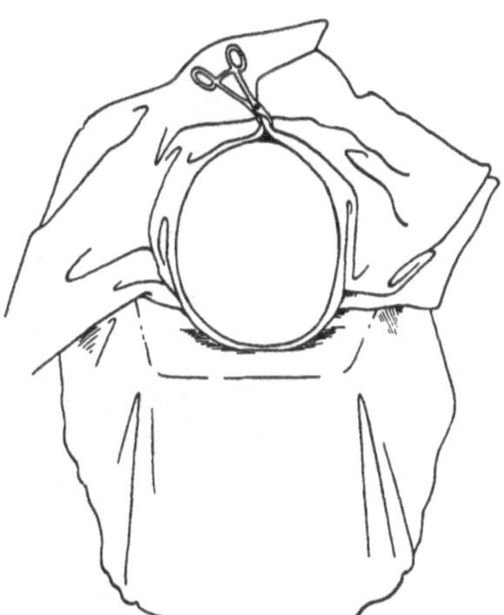

Abb. 3. Abdeckung bei Schädeloperationen

Es wurden gleichzeitig zwei sterile Kompressen unter den gehobenen Kopf geschoben. Die untere bedeckt die Kopfauflage, die obere wurde so um den Kopf gelegt, daß Ohren, Augenbrauen und Nasensattel bedeckt sind, während der Hirnschädel frei bleibt. Die um den Kopf gezogene Kompresse wurde am Nasensattel mit einer Wäscheklemme geschlossen

VII. Beleuchtung

Von besonderer Wichtigkeit bei einer Operation ist eine gute Beleuchtung. Meist sind die Fenster der Operationsräume nach Norden zu gelegen, weil von dort das gleichmäßigste Licht einfällt. Doch das Tageslicht allein genügt nicht. Deshalb ist über dem Operationstisch eine große „schattenlose“ Operationslampe angebracht. Die modernen Operationslampen haben mehrere zentralgerichtete Scheinwerfer, die das Operationsgebiet gut beleuchten. Trotzdem sind fast immer noch zusätzliche Lichtquellen notwendig. Es sind dies fahrbare Ständerlampen mit einem Kugelspiegel. Besonders bewährt haben sich die sog. Chromophare und, um besonders gut in die Tiefe leuchten zu können, die Multiflexlampe (Abb. 4) mit einem verstellbaren Linsensystem.

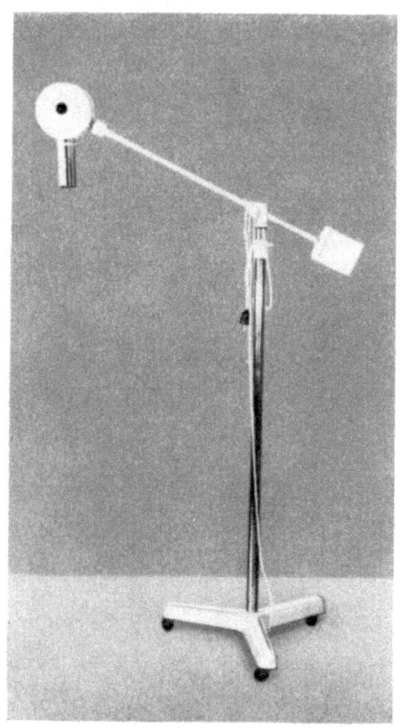

Abb. 4. Multiflexlampe

Durch ein verstellbares Linsensystem kann besonders gut in die Tiefe geleuchtet werden

VIII. Instrumente

1. Weichteilinstrumente

a) Allgemeines Instrumentarium

Für alle größeren Operationen, ob an Weichteilen oder an Knochen (bei letzteren müssen auch zunächst die Weichteile durchtrennt bzw. präpariert werden) gibt es einen Weichteilstandardkorb, der der Reihe nach folgende Instrumente enthält (Abb. 5):

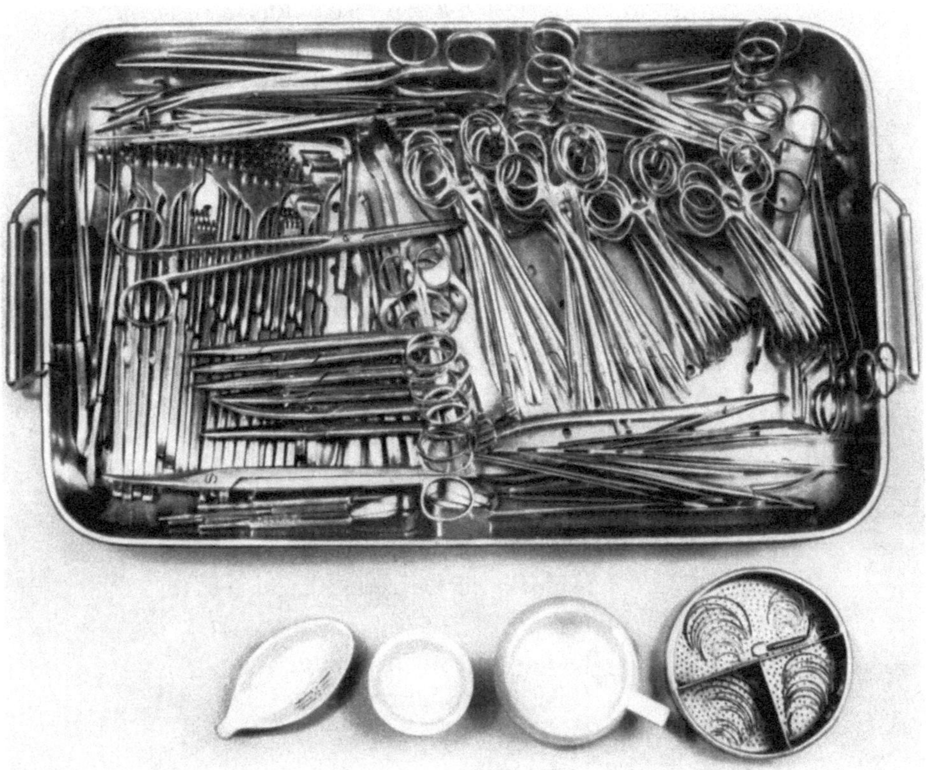

Abb. 5. Weichteilinstrumente (= Weichteilkorb)

Fertig zusammengestellter Korb mit den Instrumenten, wie sie bei jeder größeren Operation gebraucht werden. Zum Sterilisieren wird das auf dem Bild wegen der besseren Übersicht vor dem Korb stehende Nadelschälchen auf die Instrumente gestellt, sowie eine Schale für die Desinfektionslösung der Haut, ein Schälchen für die eventuelle Lokalanästhesie und ein zweites Schälchen für ein eventuelles Medikament

Da es sich hier um routinemäßige Instrumente handelt, welche jeder Schwester geläufig sein müssen, wurde nur der Korb dargestellt, nicht aber die einzelnen Instrumente (= Weichteilkorb)

4 Paar verschieden große, scharfe Rechenhaken
4 Paar verschieden große, stumpfe Rechenhaken
3 Paar verschieden große Muskelhaken
1 Paar Muskelhaken nach Langenbeck
1 großes Raspatorium
1 kleines Raspatorium
1 Elevatorium
1 Kocher-Sonde
1 scharfen Löffel mittlerer Größe

1 Steg mit:	20 Gefäßklemmen
	20 Wäscheklemmen
	8 Kocher-Klemmen
7 Scheren:	2 spitzstumpfe Scheren
	1 doppelstumpfe Schere
	1 Präparierschere, zart
	1 Hohlschere
	1 Drahtschere
	1 Instrumentarinnenschere
12 Pinzetten:	2 Krallenpinzetten
	2 Fadenpinzetten
	4 anatomische Pinzetten, davon eine sehr zart
	4 chirurgische Pinzetten, davon eine sehr zart, auch Reverdin-Pinzette genannt

1 Nadelhalter nach Langenbeck
1 Nadelhalter nach Hegar-Mayo
1 Skalpellgriff für normal große Klingen (Nr. 20)
1 Skalpellgriff für zarte Klingen (Nr. 15)
1 Freer
1 Knopf- oder Meißelsonde
1 Hohl- oder Blattsonde
1 Metallspatel
3 Fadenhäkchen.

Oben quergelegt kommen die langen Instrumente für die Tiefe, und zwar:

2 anatomische Pinzetten, 20 cm lang
2 chirurgische Pinzetten, 20 cm lang
1 Diathermiepinzette
1 gebogene Kornzange, mittlere Größe

1 lange, gebogene Kornzange
1 Deschamps, rechts
1 Deschamps, links
1 „Spitzstumpf"
1 Nadelschälchen mit:
5 x 3 verschieden großen Trokarnadeln
3 x 3 verschieden großen, starken Trokarnadeln
5 x 3 verschieden großen Hautnadeln
5 x 3 verschieden großen Martin-Nadeln
1 Sicherheitsnadel
1 Metallknopf (für Diathermie)
3 verschieden große, selbsthaltende Wundspreizer
2 starke Klemmen zum Jodieren des Operationsgebietes.

Wird nur eine kleine Operation durchgeführt, wie zum Beispiel eine Probeexzision oder die Entfernung von Nägeln, Schrauben oder Bohrdrähten, werden vorher folgende Instrumente aus dem Korb entfernt:

die großen, scharfen und stumpfen Rechenhaken,
die großen Muskelhaken,
die langen Pinzetten und
mehrere Gefäßklemmen.

Das gleiche gilt für Finger-, Sehnen- und Nervenoperationen.

Wird ein sehr fettleibiger Patient operiert, gibt man noch Leberspatel (tiefe Spatel) und große, spitze und stumpfe Rechenhaken dazu.

b) Spezielles Instrumentarium

α) Handinstrumentarium

Dazu benötigt man den Weichteilstandardkorb ohne lange Instrumente. Ergänzt wird dieser durch (Abb. 6):

1 Paar dreizinkige, scharfe Haken
1 Paar zweizinkige, stumpfe Häkchen
1 Paar zweizinkige, stumpfe tiefe Häkchen
1 Paar kleinste Muskelhaken
5 gebogene anatomische Mosquitoklemmen
5 gerade anatomische Mosquitoklemmen
5 gerade chirurgische Mosquitoklemmen
5 gebogene chirurgische Mosquitoklemmen
1 zarte Schere, doppelspitz, außen halbscharf
2 zarte anatomische Pinzetten
2 zarte chirurgische Pinzetten
1 zarten Freer
1 zarten Nadelhalter nach Hegar-Mayo
Draht, glatt und gedreht, von 0,08—0,1—0,2 mm Durchmesser
Perlon 000—00 und
Supramid extrafein, schwarz.

Zur Operation am Finger sind auch Knocheninstrumente zu richten, und zwar:

2 Metakarpalzangen
3 verschieden große Luer
1 Fingerarthrodesenzange
2 Meniskusfaßzangen, zart und stark
2 Nervenringklemmen
2 Paar kleine Knochenhebel nach Hohmann
1 Ahle
1 Deschamps, zart
Flach- und Hohlmeißel, verschiedene Größen
1 Schlegel
1 Meßlineal, gelocht
1 Zwickzange
1 Flachzange
1 Parallelzange
je 2 Bohrdrähte, 0,8—1—1,2 mm stark und 5—10 cm lang.

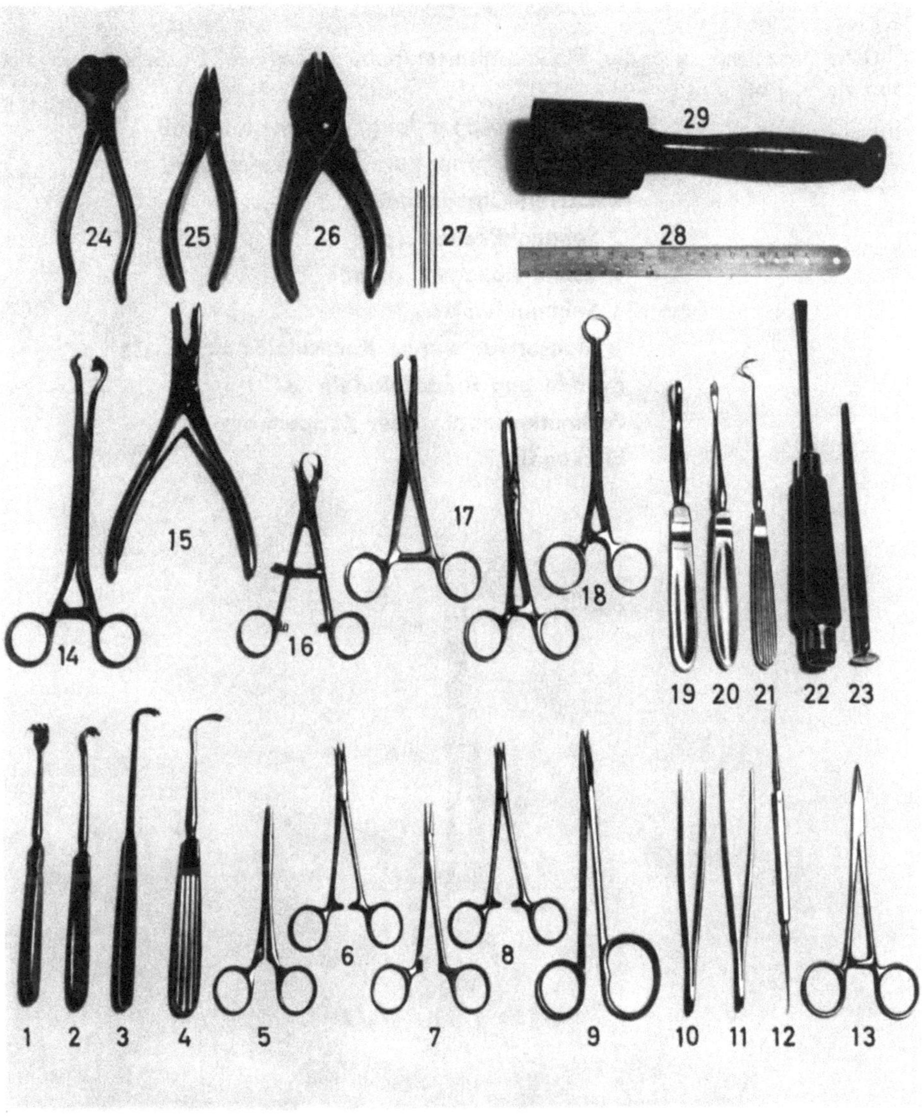

Abb. 6. Spezialinstrumente für die Hand

1 dreizinkiges, scharfes Häkchen
2 zweizinkiges, stumpfes Häkchen
3 zweizinkiges, stumpfes, tiefes Häkchen
4 kleiner Muskelhaken
5 gerade anatomische Mosquitoklemme
6 gebogene anatomische Mosquitoklemme
7 gerade chirurgische Mosquitoklemme
8 gebogene chirurgische Mosquitoklemme
9 zarte, doppelspitze Schere, außen halbscharf
10 zarte anatomische Pinzette
11 zarte chirurgische Pinzette
12 zarter Freer
13 zarter Nadelhalter
14 Metakarpalzange
15 Luer
16 Fingerarthrodesenzange
17 Meniskusfaßzangen (zart und stark)
18 Nervenringklemme
19 kleiner Knochenhebel nach H o h m a n n
20 Ahle
21 Deschamps
22 Flachmeißel
23 Hohlmeißel
24 Zwickzange
25 Flachzange
26 Parallelzange
27 Bohrdrähte
28 gelochtes Meßlineal
29 Schlegel

β) Sehneninstrumentarium

Dieses setzt sich wie das Handinstrumentarium zusammen. Dazu kommen noch (Abb. 7a u. 7b):

4 Sehnenstripper lang, verschieden groß
4 Sehnenstripper kurz, verschieden groß
2 Oliven-Öhrsonden
2 Sehnenhäkchen, spitz
1 Sehnenhäkchen, stumpf
1 Sehnenklemme
1 Mensur für warme Kochsalzlösung 9‰ig
gerade und runde Nadeln
Perlmutterknöpfe oder Kuppenkappen
Bleikugeln.

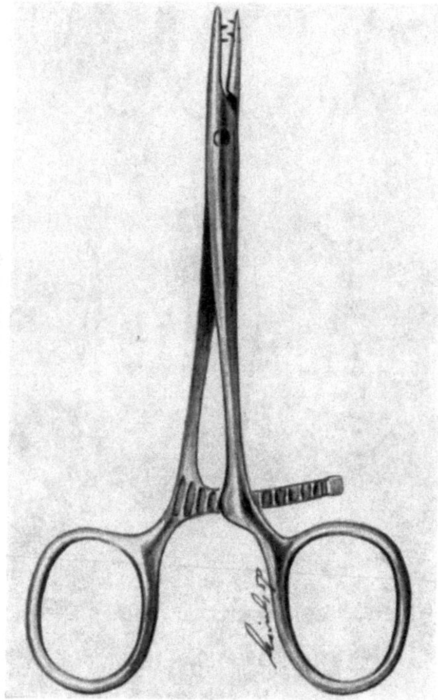

Abb. 7a. Sehnenklemme

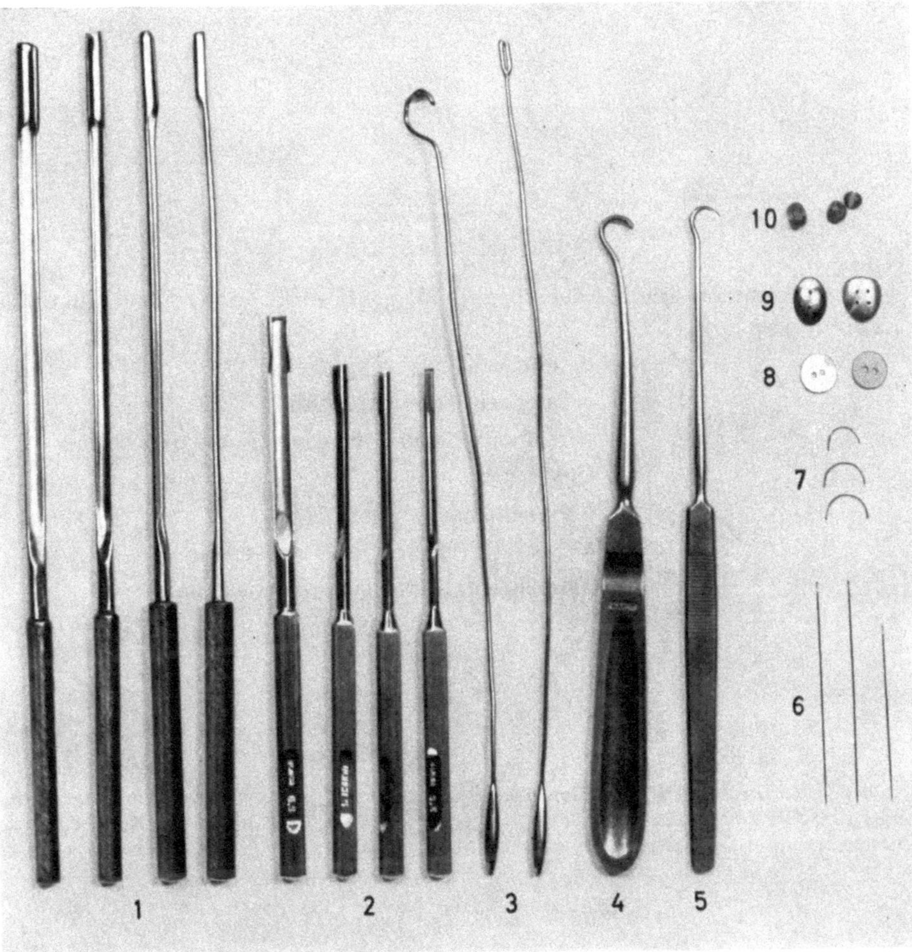

Abb. 7b. Spezialinstrumente für die Sehnen

1 Sehnenstripper, lang, verschiedene Größen
2 Sehnenstripper, kurz, verschiedene Größen
3 Öhrsonden
4 Sehnenhäkchen, stumpf
5 Sehnenhäkchen, spitz
6 gerade Nadeln mit Sperrspitze (Bunnell)
7 runde Nadeln
8 Perlmutterknöpfe
9 Kuppenkappen
10 Bleikugeln (Spaltschrot)

γ) Nerveninstrumentarium

Dieses besteht aus dem Instrumentensatz für die Eingriffe an der Hand und enthält zusätzlich (Abb. 8):

1 anatomische Nervenpinzette
1 chirurgische Nervenpinzette
1 Nadelhalter nach Hegar-Mayo, sehr fein
1 Lupe
1 Nervenhäkchen, feinst
2 x 3 feinste Nadeln (Nervennadeln)
1 doppelstumpfe Nervenpräparierschere

Von der Firma Ulrich in Ulm a. d. Donau wird jetzt ein eigenes komplettes Handinstrumentarium hergestellt. Alle Instrumente sind 15 cm lang und die Oberfläche ist matt, um die störenden Spiegelreflexe beim Operieren, bei Operationsfotos und beim Filmen von Operationen auszuschalten

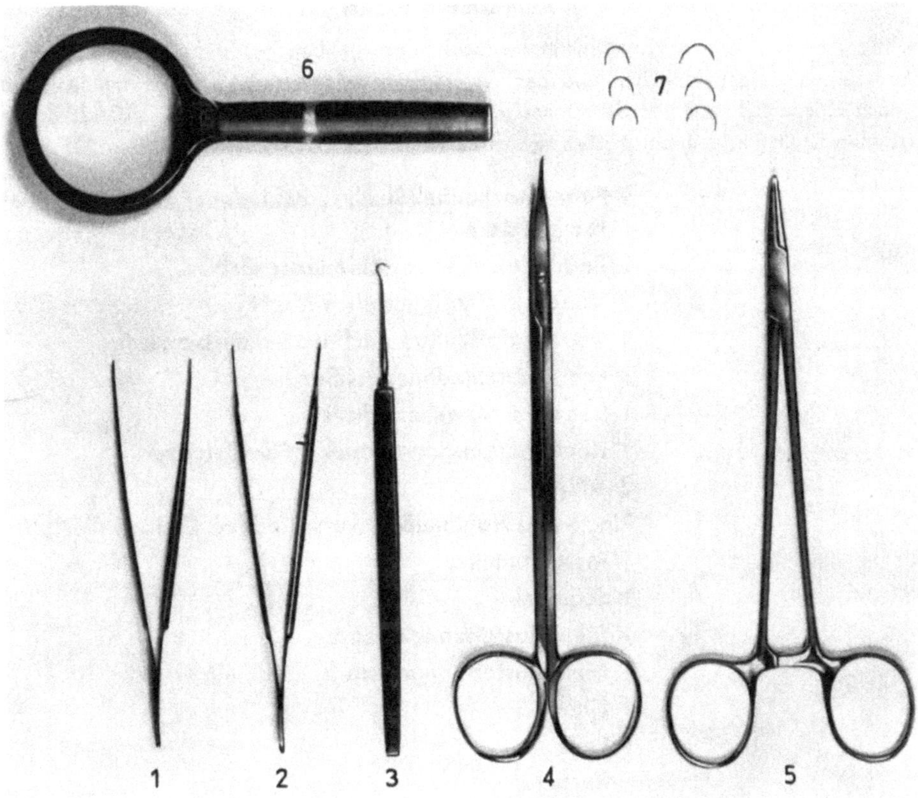

Abb. 8. Spezialinstrumente für die Nerven

1 anatomische Nervenpinzette
2 chirurgische Nervenpinzette
3 Nervenhäkchen
4 Nervenpräparierschere
5 Nadelhalter nach Hegar-Majo
6 Lupe
7 Nervennadeln

2. Knocheninstrumente

Es gibt zwar keinen Knochenstandardkorb, doch bleiben bestimmte Instrumente für Operationen an den Knochen und den Gelenken immer dieselben. Diese werden dann je nach Körperteil und Art der Operation ergänzt und im speziellen Teil dieses Buches beschrieben. Der allgemeine Knochenkorb enthält folgende Instrumente (Abb. 9):

2 Paar Knochenhebel mit verschiedener Krümmung nach Hohmann
2 Paar Einzinker verschiedener Größe
2 Knochenfaßzangen nach Tuffier
1 Knochenfaßzange nach Langenbeck
3 Luer, verschiedene Größen
1 Liston-Knochenschere
1 Kombinationszange oder 1 Parallelzange
2 Ahlen
Flach- und Hohlmeißel, verschiedene Größen
1 Metallhammer
1 Schlegel
1 Meniskusfaßzange, zart
1 Meniskusfaßzange, stark
1 Lineal
1 Feile
1 Raspel
1 Kupferblech.

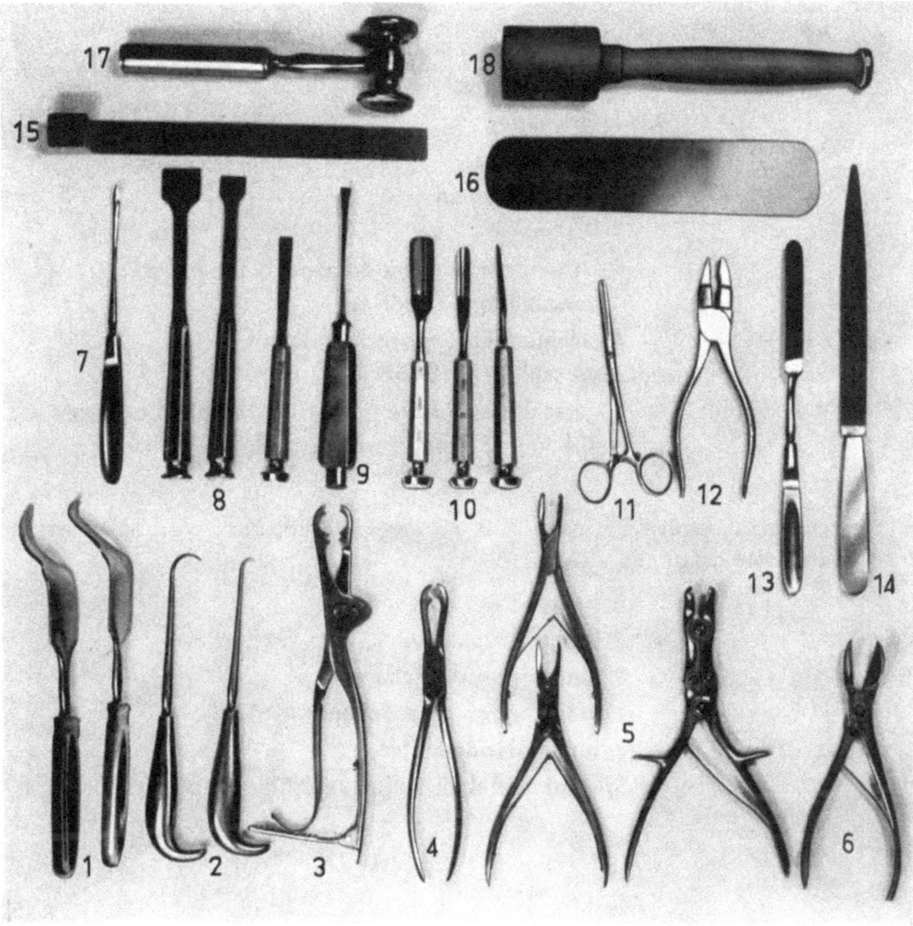

Abb. 9. Knocheninstrumente (= Knochenkorb)

1 Knochenhebel nach Hohmann

2 Knocheneinzinker

3 Knochenfaßzange nach Langenbeck

4 Knochenfaßzange nach Tuffier

5 drei verschiedene Luer

6 Liston

7 Ahle

8 drei verschiedene Flachmeißel

9 Lexer-Meißel

10 drei verschiedene Hohlmeißel

11 Meniskusfaßzange

12 Kombinationszange

13 Feile

14 Raspel

15 Meßlineal

16 Kupferblech

17 Metallhammer

18 Schlegel

Wird bei einer Operation eine *Drahtnaht* verwendet, so sind dazu noch nachsthende Instrumente zu richten (Abb. 10):

1 Spannzange nach Dehmel
1 Zwickzange
1 Flachzange
1 Spitzzange
2 Drahtklemmen
2 Ahlen
4 Drahtumführungsnadeln nach Dehmel, verschiedene Größen
4 Drahtumführungsnadeln nach Ulrich, verschiedene Größen
3 verschiedene Stärken von rostfreiem Stahldraht (0,4 mm—1,0 mm Durchmesser).

Wenn an tiefliegenden Gelenken, z. B. an der Hüfte, operiert wird, kommen noch lange Instrumente dazu, und zwar:

2 lange Freer
2 lange Raspatorien
1 lange, gerade Schere
1 lange, gebogene Schere
1 langer Nadelhalter
Spezialmeißel für Hüfte, verschiedene Arten.

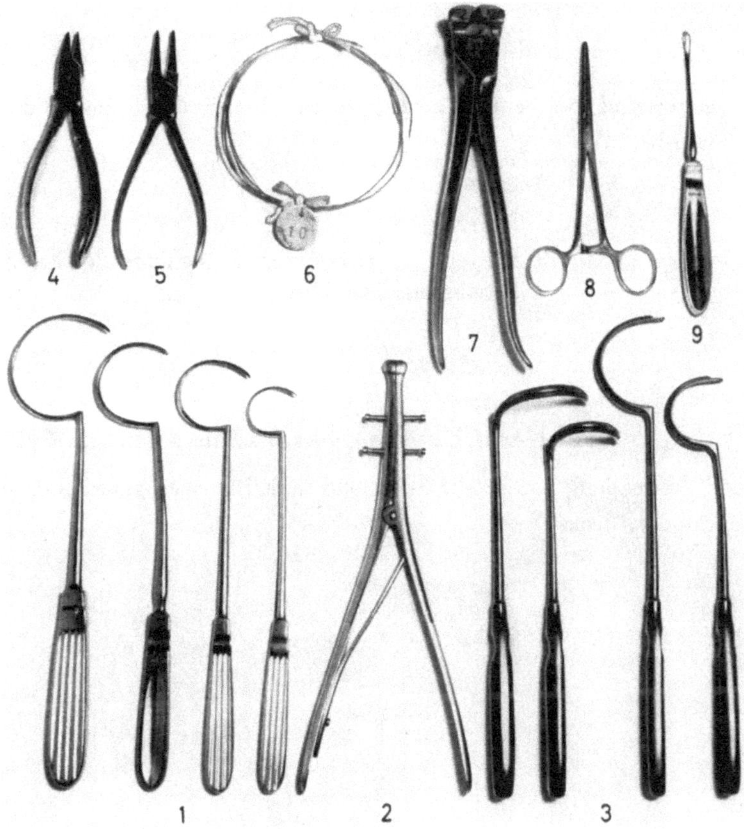

Abb. 10. Spezialinstrumente für die Drahtnaht

1 Drahtumführungsnadeln nach Dehmel
2 Spannzange
3 Drahtumführungsnadeln nach Ulrich
4 Kombinationszange
5 Spitzzange
6 rostfreier Stahldraht
7 Zwickzange
8 Drahtklemme
9 Ahle

Muß *Spanmaterial* bearbeitet werden, so bewährt sich ein zusätzliches steriles Tischchen mit (Abb. 11):

1 Brett
1 Schraubstock
1 langen Kornzange zum Entnehmen des Knochenspanes aus dem Glas
1 Zirkel
1 Handsäge
1 Liston
Nachschlageisen, verschiedene Arten und Größen.

Bei jeder Verwendung von Bankspänen muß auch für eine bakteriologische Untersuchung gerichtet werden.

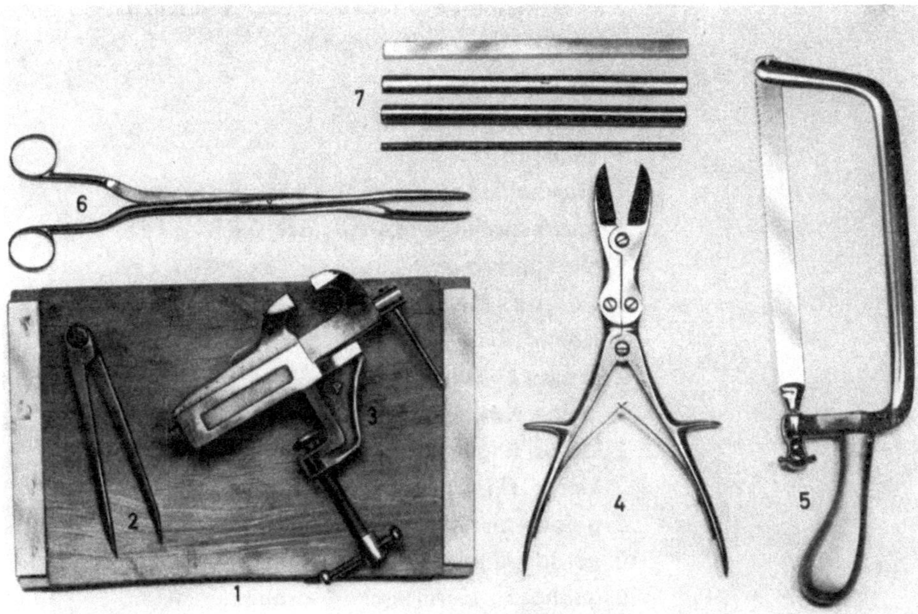

Abb. 11. Spantischchen

1 Holzbrett
2 Zirkel
3 Schraubstock
4 Liston
5 Handsäge
6 Kornzange
7 verschiedene Nachschlag-
eisen

3. Schädelinstrumente

Zu Operationen am Schädel werden folgende Instrumente benötigt:

a) Weichteilstandardkorb (Abb. 5) und dazu noch 40 Gefäßklemmen.

b) Schädeltasse, diese muß folgende Instrumente enthalten (Abb. 12):

2 Paar kleine Knochenhebel nach Hohmann
2 verschieden große Einzinker
1 Sequesterzange
3 verschiedene Luer
1 kleinen Liston
1 Knochenfaßzange nach Langenbeck
1 Knochenschneidezange nach Dahlgren
1 Metallhammer
3 Lexer-Meißel
3 Hohlmeißel
2 Hayek-Stanzen
2 kleine Krallenpinzetten
2 kleine anatomische Pinzetten
2 kleine chirurgische Pinzetten
5 gerade anatomische Mosquitoklemmen
10 gerade chirurgische Mosquitoklemmen
10 gebogene chirurgische Mosquitoklemmen
1 kleine Duraschere
1 mittelgroße Duraschere
1 Gefäßschere
1 feines Elevatorium
1 feinen, scharfen Löffel
1 zarten Freer
2 Deschamps, 1 rechter und 1 linker
1 Kupferblech
1 Zwickzange
2 Meniskusfaßzangen
1 feinen Nadelhalter
3 Nervenhäkchen
1 Knopfsonde
2 Gigli-Sägen mit Griffen
2 Hirnspatel, gerade und gebogen
2 Sonden nach Martell (= Sondenblatt)

Fortsetzung Seite 38

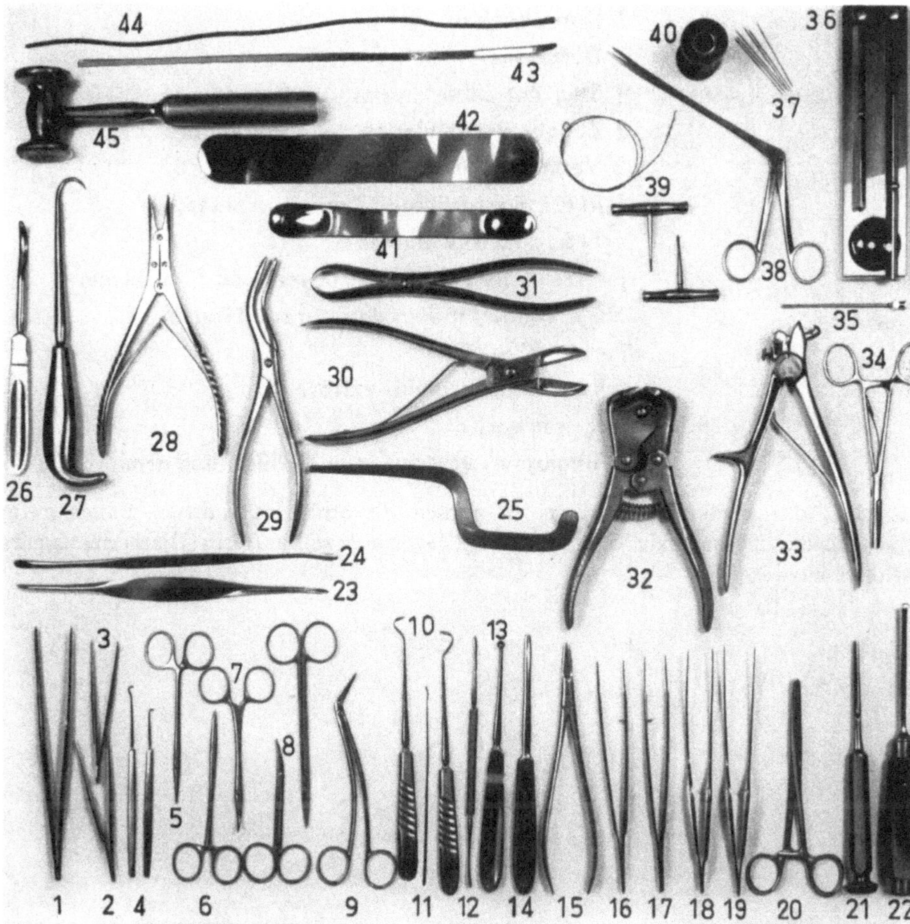

Abb. 12. Spezialinstrumente für Schädeloperationen (= Schädeltasse)

1 Diathermiepinzette
2 Krallenpinzette
3 chirurgische Pinzette
4 zwei Durahäkchen
5 anatomische Mosquitoklemme
6 chirurgische Mosquitoklemme
7 gebogene anatomische Mosquitoklemme
8 Duraschere, groß und klein
9 Gefäßschere
10 rechter und linker Deschamps
11 Knopfsonde
12 Freer
13 scharfer Löffel
14 Elevatorium
15 Nadelhalter
16 anatomische Durapinzette
17 chirurgische Durapinzette
18 gebogene anatomische Durapinzette
19 gebogene chirurgische Durapinzette
20 Meniskusfaßzange
21 Hohlmeißel
22 Lexer-Meißel
23 Durarinnensonde
24 Duradissektor nach Tönnis
25 gebogener Hirnspatel
26 Knochenhebel nach Hohmann
27 Knocheneinzinker
28 Luer
29 Sequesterzange
30 Liston
31 Knochenfaßzange nach Tuffier
32 Zwickzange
33 Knochenschneidezange nach Dahlgren
34 Klippes-Zange
35 Ventrikelpunktionsnadel
36 Steg mit Silberklippes
37 Bohrdrähte
38 Hayek-Stanze
39 Gigli-Säge mit zwei Handgriffen
40 Drahtspule
41 Hirnspatel
42 Kupferblech
43 Sonde nach Martell
44 Nélaton-Katheter Nr. 9
45 Metallhammer

4 Durapinzetten, verschiedene Arten
1 Duradissektor
1 Durarinne
1 Steg mit Silberklippes
2 Zangen zum Anlegen der Silberklippes
2 Ventrikelpunktionsnadeln
6 kurze Bohrdrähte, 0,8 mm Durchmesser
1 Nélaton-Katheter Nr. 9
je eine Rolle Draht, 3 x 0,08 mm und 5 x 0,08 mm
zarte, runde Nadeln und gerade Nadeln
Perlon 000—00
schwarzes Supramid, extrafein
Knochenwachs
Wattetupfer, verschiedene Größen und armiert.

Außer den genannten Instrumenten müssen für Schädeloperationen zimmerwarme 9‰ige Kochsalzlösung, ein Saugapparat (2 Saugansätze) und ein Diathermieapparat gerichtet werden.

4. Thoraxinstrumentarium

Für Operationen am Thorax benötigt man folgende Instrumente:

a) Weichteilstandardkorb.

b) Laparotomietasse (siehe Bauchinstrumente Seite 40).

c) Thoraxtasse (Abb. 13):

1 Rippenspreizer mit 2 Paar verschieden großen Blättern
2 Rippenraspatorien
2 lange Raspatorien
2 lange Freer
1 Rippenschere.

Außer den Instrumenten müssen stets warme 9‰ige Kochsalzlösung, ein Saugapparat und ein Diathermieapparat vorbereitet werden.

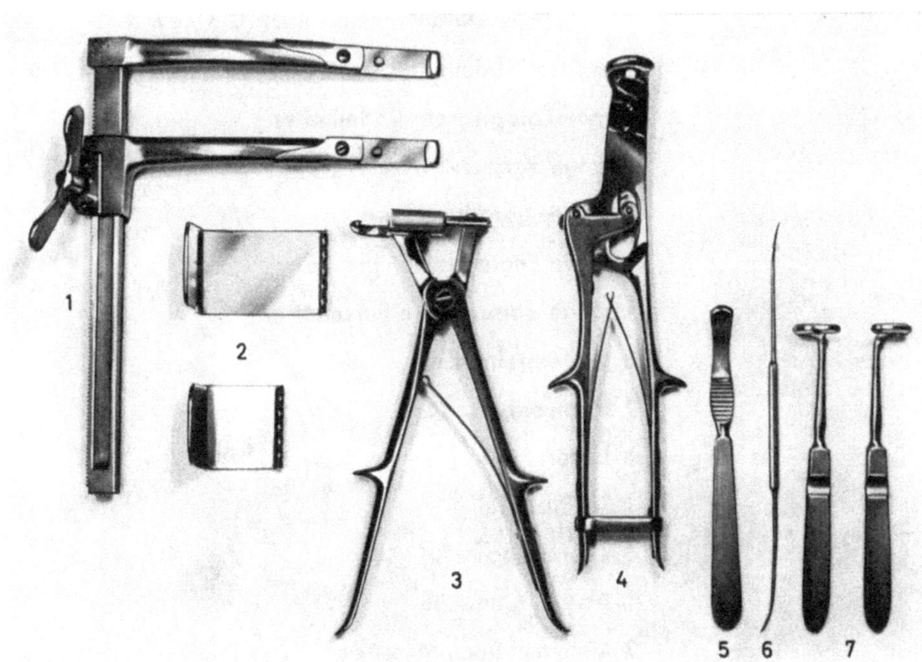

Abb. 13. Spezialinstrumente für Operationen des Thorax

1 Rippenspreizer
2 verschieden große Blätter zum Rippenspreizer
3 Rippenschere nach Sauerbruch
4 Rippenschere nach Brunner
5 Raspatorium
6 Freer
7 Rippenraspatorien (Rippenapproximator = Abb. 26)

5. Bauchinstrumentarium

Für Bauchoperationen braucht man außer dem Weichteilstandardkorb die sog. Laparotomietasse, die folgende Instrumente enthält:

5 Leberspatel, verschiedene Größen
2 Paar verschieden große Bauchdeckenspatel
2 x 3 verschieden große Roux-Haken
3 gynäkologische, vordere Spatel
6 Parametrienklemmen
4 lange, gerade Klemmen
2 x 4 gebogene Klemmen
12 Mikulicz-Klemmen
4 gerade Darmklemmen nach Doyen
2 gebogene Darmklemmen nach Doyen
1 langen Nadelhalter nach Langenbeck
1 gynäkologischen Nadelhalter
1 lange Kocher-Sonde
1 lange, gerade Schere
1 lange anatomische Pinzette
1 lange chirurgische Pinzette
2 Gallensteinlöffel
2 Harnröhrensonden
1 Löffel
1 Schöpflöffel
1 Kupferblech
1 Payr-Quetsche
2 Klemmen nach Mixter
4 Tupferklemmen
1 Nadelschälchen mit verschiedenen Nadeln
Reinfundierbesteck
Gummidrains.

6. Nahttischchen

Für einfache Wunden soll stets ein Nahttischchen gerichtet sein. Dieses ist steril gedeckt. Folgende Instrumente sollen darauf vorbereitet sein:

1 anatomische Pinzette

1 Rekordspritze 10 ccm

2 Injektionsnadeln, verschieden lang und stark

1 Skalpell

1 Krallenpinzette, zart

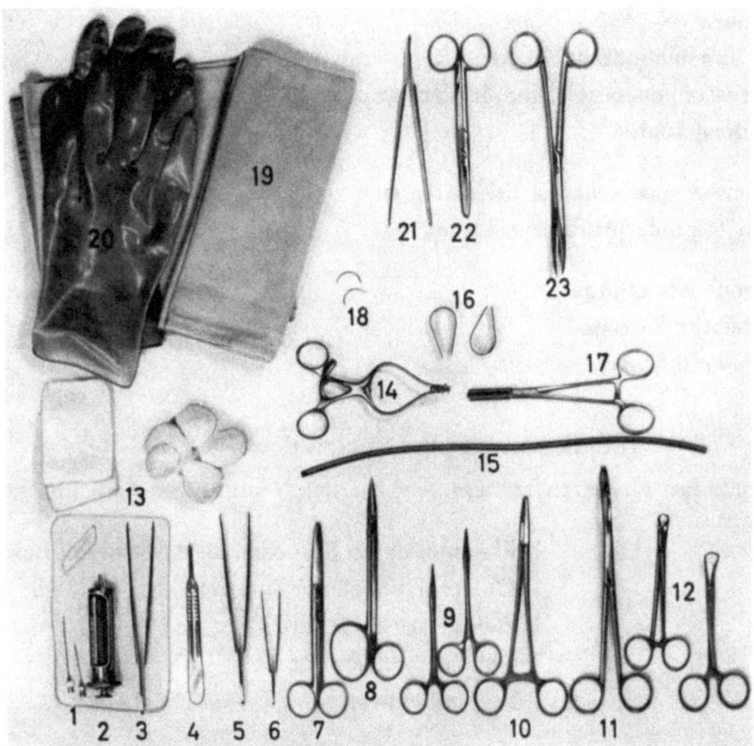

Abb. 14. Nahttischchen, ergänzt für einfache Fingerverletzungen

1 Injektionsnadeln
2 Rekordspritze 10 ccm
3 anatomische Pinzette
4 Skalpell
5 chirurgische Pinzette
6 Krallenpinzette, zart
7 spitzstumpfe Schere
8 zarte Präparierschere nach J. Böhler
9 Mosquitoklemmen
10 Nadelhalter
11 gebogene Kornzange
12 Wäscheklemmen
13 verschiedene Tupfer
14 Selbsthalter
15 Gummischlauch
16 Klammern
17 Klemme, deren Branchen mit Gummi überzogen sind
18 Nähnadeln
19 Kompressen (davon eine Schlitzkompresse)
20 Gummihandschuhe

Die Instrumente für die Schwester:

21 anatomische Pinzette, 22 spitzstumpfe Schere, 23 gebogene Kornzange

1 chirurgische Pinzette
1 Schere, spitzstumpf
1 zarte Präparierschere
2 Mosquitoklemmen
1 Nadelhalter (in der letzten Zeit wird der nach Gillies verwendet, Abb. 15)
1 gebogene Kornzange
2 Tuchklemmen
1 Selbsthalter
2 Nähnadeln
2 Klammern
1 Paar Gummihandschuhe
2 Kompressen (eventuell eine Schlitzkompresse)
verschiedene Tupfer.

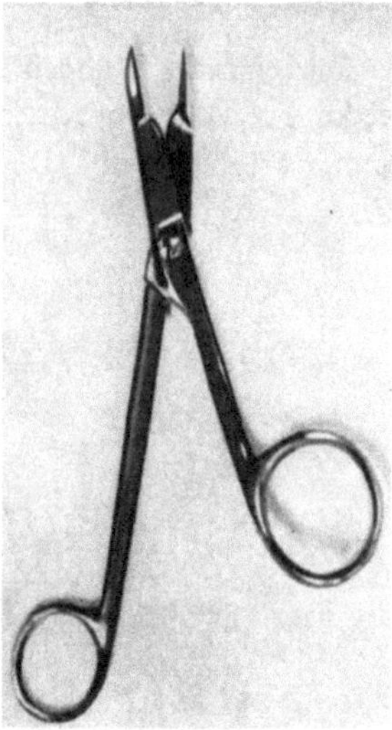

Abb. 15.
Gillies — Nadelhalter
Er wird zum Knüpfen und gleichzeitig als Kombination mit einer Schere zum Abschneiden des Fadens benützt

Dann kommen noch für die Schwester zum Zureichen folgende Instrumente darauf:

1 gebogene Kornzange
1 anatomische Pinzette
1 spitzstumpfe Schere.

7. Tischchen für einfache Fingerverletzungen (Abb. 14)

Bei einfachen Fingerverletzungen sind auf das Nahttischchen noch folgende Instrumente zu richten:

1 Klemme, deren Branchen mit Gummi überzogen sind
1 Gummischlauch zur Blutsperre
1 kleine, spitze Schere
1 kleiner Nadelhalter
1 Schlitzkompresse.

8. Inzisionstischchen

Das Inzisionstischchen ist wie das Nahttischchen vorzubereiten, doch ohne Rekordspritze, Injektionsnadeln und Nähnadeln. Ergänzt wird es durch:

1 Paar stumpfe Zweizinker
1 scharfen Löffel
1 Sehnenschere
1 Holzspatel
1 Klemme, deren Branchen mit Gummi überzogen sind
1 Gummischlauch zur Blutsperre.

2. Allgemeiner Teil

I. Erste Hilfe bei Blutungen

Wenn ein Verletzter in das Krankenhaus kommt, können bei einer heftigen oder unter Umständen lebensbedrohlichen Blutung für die erste Hilfeleistung folgende Maßnahmen in Betracht gezogen werden:

1. **Adelmann'sche Beugung:** Besteht eine heftige Blutung aus der Schlagader der unteren Extremität, kann zur vorläufigen Stillung dieser Blutung die ADELMANN'sche Beugung angewendet werden. Dabei wird der Oberschenkel mit Kraft gegen den Bauch gepreßt.

2. **Druckverband:** Auf die Wunde kommen ein steriler Tupfer und 1–2 Rollen steriler Zellstoff. Darüber wird eine Binde fest gewickelt. Die Binde soll nicht über den Zellstoffrand gewickelt werden. Sie soll bis auf 1 cm an den Zellstoffrand heranreichen, damit keine schnürenden Bindentouren auf die Haut zu liegen kommen.

3. **Tamponade:** Besteht an einer Wunde nicht die Möglichkeit, die Blutung durch einen Druckverband zu stillen, dann kann man zur vorläufigen Stillung die Tamponade anwenden. Man nimmt einen großen Tupfer oder ein Abdecktuch und preßt fest mit der Faust oder dem Handballen gegen die blutende Stelle.

4. **Abschnürung:** Ist eine große Schlagader an einer Extremität verletzt, so kann man gezwungen sein, eine Blutsperre mit einem Gummischlauch oder einer Eßmarchbinde anzulegen. Der Verband muß rasch angelegt und fest angezogen werden. Wenn der Verband nicht fest genug ist, wird die Öffnung der Schlagader nicht zusammengepreßt. Dafür besteht eine Abflußbehinderung des Venenblutes, wodurch in der Regel die Blutung nur noch stärker wird. Eine Abschnürbinde soll nur von einem Erfahrenen angelegt werden. In der Regel darf die Extremität höchstens zwei Stunden durch eine Abschnürbinde von der Zirkulation ausgeschaltet werden.

5. **Gefäßabklemmung beziehungsweise Unterbindung:** Ist ein großes Gefäß verletzt, so kann dieses im Rahmen der ersten Hilfe unter Sicht mit sterilen Gefäßklemmen gefaßt und abgeklemmt werden.

II. Wundversorgung

1. Versorgung einer einfachen Wunde

a) Schädel, Stamm usw.:

Vorzubereiten ist ein Nahttischchen, auf welches noch fünf Gefäßklemmen kommen.

Die Versorgung der Wunde erfolgt gewöhnlich in Lokalanaesthesie (2%iges Novocain mit Adrenalin).

Nach vorhergegangener Reinigung der Haut mit warmem Wasser und Seife wird diese mit einem Kugeltupfer jodiert. Neuerdings verwenden wir wegen der Jodempfindlichkeit Merfen. Für den äußerlichen Gebrauch ist die Merfenlösung mit einem Farbstoff gefärbt. Dann erfolgt die Abdeckung mit sterilen Kompressen oder Schlitztuch, die mit Wäscheklemmen befestigt werden.

Die Wundränder werden mit einem Skalpell und einer chirurgischen Pinzette, das verschmutzte tieferliegende Gewebe wird mit einer Schere und einer Krallenpinzette ausgeschnitten. Blutende Gefäße werden mit Gefäßklemmen abgeklemmt oder komprimiert. Zum Spreizen der Wunde verwendet man Wundspreizer passender Größe. Nach vollständiger Exzision des verschmutzten Gewebes werden die Gefäßklemmen abgenommen. Bei größeren Gefäßblutungen werden Ligaturen mit Perlon 000 gemacht, dann die Hautnaht mit Perlon 000. Darüber kommt ein mit Mastisol befestigter steriler Verband. Es kann auch ein Kompressionsverband gemacht werden, wie zum Beispiel bei Kopfverletzungen. In jüngster Zeit scheint sich auch der Verband mit einem flüssigen, rasch trocknenden Plastikspray zu bewähren (Nobecutanspray).

b) Versorgung einer Fingerverletzung:

Es ist ein Tischchen vorzubereiten, wie es Abbildung 14 zeigt und beschreibt.

Die Behandlung wird in Leitungsanaesthesie durchgeführt (2%iges Novocain ohne Adrenalin).

Nach der Abdeckung mit sterilen Kompressen wird die Blutsperre an der Fingerbasis angelegt.

Die Wundausschneidung erfolgt mit einem Skalpell und einer chirurgischen Pinzette. Zur Exzision der Wunde werden zusätzlich eine kleine Präparierschere und eine Krallenpinzette verwendet. Falls das Anlegen einer Blutsperre nicht möglich ist, werden kleine Mosquitoklemmen zur Blutstillung benötigt. Wenn Sehnen und Nerven durchtrennt sind, müssen diese mitunter genäht werden. Die Hautnähte werden mit kleinen, scharfen Nadeln und Perlon 000 oder Mersilene 0000 gemacht. Darüber kommt ein mit Mastisol befestigter steriler Verband. Bei größeren und tieferliegenden Fingerverletzungen wird eine Fingerschiene zur Ruhigstellung angelegt.

2. Versorgung größerer und tieferer Wunden

Zur Versorgung größerer und tieferer Wunden sind auf das normale Nahttischchen noch folgende Instrumente zu richten:

10 Klemmen
4 Wäscheklemmen
1 Präparierschere
1 Paar Rechenhaken, vierzinkig, scharf
1 Paar Muskelhaken nach Langenbeck.

Die Lagerung des Patienten erfolgt je nach dem Verletzungsbereich. Zur Blutsperre ist an den Extremitäten der Blutdruckapparat anzulegen. Ist die Wunde in der Bauch- oder Thoraxgegend, muß auch mit einer Verletzung des Peritoneums gerechnet werden. Dann ist für eine große Operation zu richten. Ansonsten erfolgt die Versorgung der Wunde wie bei Punkt eins. Für die Hautnähte kann man anstatt Perlon auch Draht verwenden.

Es hat sich auch eingebürgert, daß bei einer kleineren Wundversorgung keine sterile Schwester mitarbeitet, sondern daß die Schwester lediglich mit Maske die Nähte richtet und im Bedarfsfalle besondere Instrumente und Tupfer zureicht.

III. Deckung von Hautverlusten

Bei Hautverlusten kommen je nach Lage des Falles verschiedene Maßnahmen in Frage. Die einfachste Methode besteht im Anlegen von Schutzverbänden. Die Epithelisierung erfolgt vom Rande der Wunde aus. Zur Deckung eines größeren Hautdefektes kommt entweder eine freie Hautplastik oder eine gestielte Lappenplastik in Frage. Die freie Hautverpflanzung kann bei der überwiegenden Mehrzahl der Fälle als vorläufige oder endgültige Deckung eines Hautdefektes verwendet werden.

1. Freie Hautplastik

a) Reverdin-Plastik

Der Patient ist auf dem Rücken gelagert.

An Instrumentarium ist ein Nahttischchen vorzubereiten, welches durch 2 Reverdin-Pinzetten, 10 zarte Klemmen für Blutstillung, eine lange Nadel und ein Schälchen für die 9‰ige Kochsalzlösung ergänzt wird.

α) primär: Nach der Lokalanaesthesie wird die Umgebung der Wunde mit Wasser, Seife und Bürste gereinigt. Die Entnahmestelle wird ebenfalls anaesthesiert und mit Alkohol und Benzin gereinigt. (Zusätzliche Reinigung mit Äther braucht man nur beim Handdermatome, damit der Gummi klebt.) Vor Beginn der Operation wird die Wundumgebung mit Merfen desinfiziert. Anschließend wird mit sterilen Kompressen abgedeckt. Die Abdeckung wird mit Wäscheklemmen befestigt.

Nach exakter Wundausschneidung, die der Operateur mit chirurgischer Pinzette, Skalpell und Schere durchführt, wird mit einer Nadel die Haut der Entnahmestelle hochgehoben und mit einem Skalpell werden die Läppchen entfernt. Diese werden auf die gereinigte Wunde gelegt. Ist der Hautdefekt gedeckt, wird der betreffende Körperteil bei verbandloser Wundbehandlung in Gips ruhiggestellt. Zum Schutz für die Wunde kommt ein Korb mit Schleier darüber.

Die Entnahmestelle wird mit Tulle gras und Tupfern verbunden.

β) *sekundär:* Die sekundäre REVERDIN-Plastik wird meistens in Allgemeinnarkose durchgeführt. Die Läppchen werden auf die neuen Granulationen gelegt. In der Regel verwendet man einen Kompressionsverband, der feucht gehalten wird.

b) Vollhautlappen (Wolfe — Krause)

Der Patient wird entsprechend auf dem Operationstisch gelagert.

Für die Krause-Lappenplastik wird ein Nahttischchen vorbereitet. Zusätzlich werden auf diesem gedeckt:

1 Präparierschere
2 zarte Pinzetten
2 zarte Klemmen.

Die Wundumgebung wird steril abgedeckt und das Wundgebiet mit dem Messer gereinigt bzw. ausgeschnitten. Dazu braucht man Skalpell, Pinzetten und feine Häkchen. Größere Gefäße werden ligiert. Man trachtet, durch Kompression mit Tupfern, die mit physiologischer Kochsalzlösung getränkt sind, durch 5—10 Minuten die Blutung genau zu stillen.

KRAUSE-Lappen werden in der Regel an der Hand und hier besonders für die Hohlhand und für die Finger verwendet. Gelegentlich bedient man sich des KRAUSE-Lappens im Gesicht zum Decken von Defekten an der Nase.

Entnahmestelle: KRAUSE-Lappen können überall vom Körper entnommen werden. Er ist ein freier Hautlappen, der die Haut in voller Dicke enthält. Anhaftendes Fett wird mit dem Messer abgeschabt oder mit einer spitzen Schere entfernt. Meistens wird er aus der Ellenbeuge oder aus der Schlüsselbeingrube entnommen. Nach Reinigung der Haut mit Alkohol, Benzin und Äther wird die Entnahmestelle mit 2%igem Novocain unempfindlich gemacht. Der Lappen wird mit einem kleinen Messer zuerst umschnitten. Dann wird ein Ende mit einer chirurgischen Pinzette gefaßt und der Lappen durch fortlaufende Schnitte zwischen Haut und dem darunterliegenden Fett sorgfältig abpräpariert.

Verpflanzung des KRAUSE-*Lappens:* Der KRAUSE-Lappen wird auf das Wundbett gelegt. An den Rändern wird er mit Knopfnähten befestigt. Derzeit verwenden wir Perlon 000 und zarte, runde Nadeln. Der KRAUSE-Lappen wird über Tulle gras mit einem Tupfer komprimiert. Die Kompression erfolgt dadurch, daß ein Verband über diesen Tupfer gelegt wird. Man kann auch die lang gelassenen Fäden der Nähte von den Rändern des Defektes kreuzförmig oder netzförmig unter mäßiger Spannung über dem Tupfer knüpfen.

Handelt es sich um die Hand, erfolgt die Ruhigstellung in einer Gipsschiene, die am betroffenen Strahl verlängert ist oder mit einer dorsalen Gipsschiene unter zusätzlicher Anwendung der Fingerschiene nach LORENZ BÖHLER.

c) Dermatome

Die Lagerung des Verletzten für die Dermatomeplastik hängt von der Lage der Verletzung ab.

In der Regel werden kleinere Dermatomeplastiken in örtlicher Betäubung gemacht und ausgedehntere in Allgemeinnarkose.

Instrumentarium: Außer einem Nahttischchen wird ein zusätzliches Tischchen steril gedeckt, auf welchem das Dermatome mit dem Zubehör steril vorbereitet ist.

Derzeit verwenden wir drei verschiedene Dermatome:

a) Das Dermatome von PADGETT-HOOD (Abb. 16); dies besteht aus einer Trommel und aus einem Messer, das in einem bestimmten genau einstellbaren Abstand mit schneidenden Hin- und Herbewegungen entlang der Trommel geführt wird. Die entsprechend große Hautfläche wird mit einer Gummilösung bestrichen. Wenn die Gummilösung auf Haut und Trommel genügend getrocknet ist, wird die Trommel fest auf die Entnahmestelle gepreßt und etwas angehoben. Dann wird das Messer entlang der immer weiter angehobenen Haut geführt und damit der gleichmäßig dicke Hautlappen von der Unterlage abgetrennt.

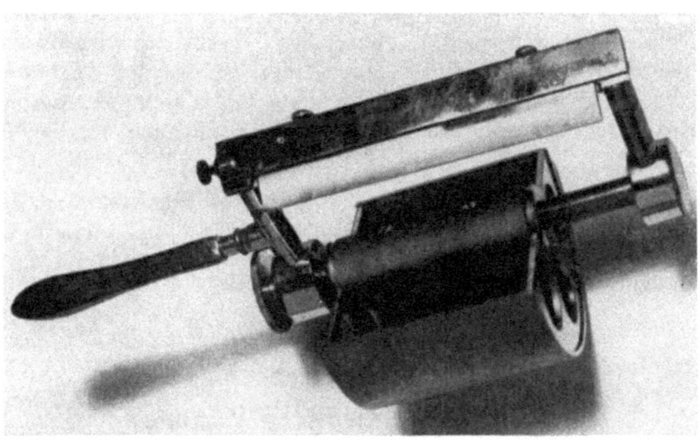

Abb. 16. Dermatome von PADGETT-HOOD

Das Dermatome von PADGETT-HOOD ist eine Einrichtung zum Abschneiden von gleichmäßig dicken, großen Spalthautlappen. Man sieht in die Trommel mit dem Handgriff, der mit der Trommel fest verbunden ist. In diesen Handgriff gleitet eine Metallachse, welche seitlich von links nach rechts und zurück verschoben werden kann. Diese Achse ist mit einem Trägersystem verbunden, welches das Messer hält. Die Dicke des abzuschneidenden Hautlappens kann auf tausendstel Zoll eingestellt werden (z. B.: 10 tausendstel Zoll = ¼ mm). Die mit dem Klebstoff bestrichene Trommel wird auf die Haut fest aufgesetzt und langsam unter gleichzeitigen Schneidebewegungen mit dem Messer abgerollt. Der abgeschnittene Spalthautlappen klebt dann auf der Trommel

b) *Das B r o w n'sche Elektrodermatome* (Abb. 17), welches in der Handhabung wesentlich einfacher ist. Ein in bestimmtem Abstand zur Unterlage einstellbares Messer wird durch einen Motor in der Ebene der Schneide rasch hin- und herbewegt. Es wird auf die vorher mit Paraffin geölte Haut mäßig fest angedrückt und dann in beliebigem Ausmaß der Hautoberfläche unter Druck entlanggeführt. Dadurch erhält man sehr lange und gut verwendbare Dermatomestücke.

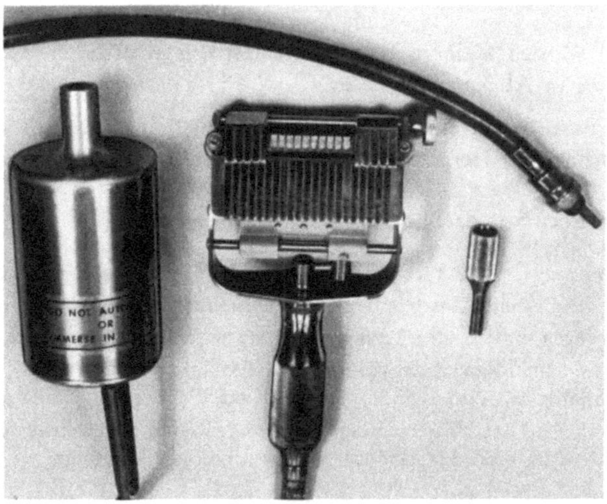

Abb. 17. BROWN'sches Elektrodermatome

Links der Motor, rechts das Dermatome mit dem Schraubenschlüssel, das mit dem Motor mit einer biegsamen Welle verbunden ist. Das Messer wird durch den Motor hin- und herbewegt. Dicke und Breite des Hautlappens können genau festgelegt werden. Man kann in kurzer Zeit sehr ausgedehnte Flächen von Spalthaut abschneiden. Bei diesem Dermatome wird die Haut nicht mit einem Klebstoff, sondern mit einem dünnflüssigen, sterilen Öl bestrichen

c) *Das Dermatome nach* MOLLOWITZ, das im Prinzip dem B r o w n'schen Dermatome ähnlich ist. Es gibt noch andere Modelle, die zum Beispiel mit Saugkammern die Haut anheben.

Auf das Dermatometischchen werden noch gedeckt:

10 Mosquitoklemmen
2 kleine anatomische Pinzetten
2 kleine chirurgische Pinzetten
1 kleine, zarte Schere
1 Mensur für physiol. Kochsalzlösung.

Die Entnahmestelle für das Dermatome wird rasiert, mit Alkohol, Benzin und Äther gereinigt und mit sterilen Tüchern abgedeckt.

Der gewonnene Spalthautlappen wird mit je zwei chirurgischen Pinzetten oder mit je zwei Mosquitoklemmen an den äußersten Enden gefaßt und auf Tulle gras aufgebreitet.

Das vorbereitete Wundbett wird nun mit dem Hautlappen bedeckt. Die Dermatomelappen wurden vorher auf Tulle gras gelegt und entsprechend dem Defekt nach einem

Muster zurechtgeschnitten. Bei granulierenden Wunden bedient man sich auch manchmal der sog. Briefmarkenlappen. Dabei werden briefmarkengroße Dermatomestücke auf Tulle gras gelegt und der Defekt wird mosaikförmig gedeckt. Bei frischen Wunden wird der Spalthautlappen, der in der Form dem Defekt entsprechend zurechtgeschnitten wurde, an den Wundrändern mit fortlaufender Naht oder Einzelknopfnähten befestigt. Um Flüssigkeit- oder Blutansammlung zu vermeiden, wird eine milde Kompression des Hautlappens mit gesteppter Watte oder durch Überknüpfen eines auf das Dermatome gelegten Tupfers durchgeführt.

2. Gestielte Lappenplastik

a) Lokaler Verschiebelappen

Von der Körperstelle, an der die Verschiebeplastik vorgenommen werden soll, entfernt man sorgfältig die Körperhaare und reinigt die Stelle nach Möglichkeit mit Wasser und Seife, wobei auf schmierige Defekte und Nekrosen zu achten ist.

Die Operation erfolgt in Allgemeinnarkose. Ist der Defekt an einer Extremität, wird eine pneumatische Binde als Blutsperre angelegt. Die Operationsfläche wird gründlich und großzügig mit Jod oder Merfen bestrichen und mit sterilen Tüchern abgedeckt.

Vorzubereiten ist der Weichteilkorb, der durch folgende Instrumente ergänzt wird:

1 Skalpell

1 Präparierschere

1 scharfen Löffel

20 Gefäßklemmen.

Es ist auf alle Fälle zu empfehlen, ungefähr 25 gebogene anatomische Mosquitoklemmen bereitzulegen, da, auch wenn die Lappenbildung und die Präparation des Defektes in Blutsperre durchgeführt wurde, nach Abnahme dieser Blutsperre eine Blutung aus zahlreichen Gefäßen besteht.

Die Wundausschneidung erfolgt in üblicher Weise. Dann wird der Lappen umschnitten, in der Regel etwas größer als es dem Defekt entspricht, und zwischen Fettgewebe und Faszie von der Unterlage mit Skalpell und Präparierschere gelöst. Dann wird der Lappen verschoben oder gedreht, so daß er den Defekt deckt. Dabei befestigt man den Lappen zunächst mit einigen Wäscheklemmen oder Haltefäden. Hierauf wird die Hautnaht vervollständigt. Da keine Unterbindung in die Tiefe versenkt werden soll, muß die Blutung durch Kompression gestillt werden. Die Blutung aus den Lappenrändern steht mit der Hautnaht.

Falls ein Sekundärdefekt entsteht, muß dieser primär oder verzögert mit einem Spalthautlappen gedeckt werden.

Bei großen Lappen, etwa am Schädel, empfiehlt sich ein milder Kompressionsverband. Für den Schädel eignet sich der von Cushing angegebene Verband am besten.

Die Extremität wird im Gips oder auf einer Schiene ruhiggestellt.

b) Gestielte Lappenplastik

Der Patient wird wie beim lokalen Verschiebelappen gelagert und vorbereitet, ebenso die Hautentnahmestelle.

An Instrumentarium ist der Weichteilkorb vorzubereiten, der wie folgt ergänzt wird:

1. Fingerlappen:	**2 kleine chirurgische Pinzetten**
	2 kleine anatomische Pinzetten
	2 Krallenpinzetten
	2 kleine, einzinkige Häkchen
	2 kleine, zwei- und dreizinkige Häkchen.
2. Extremitäten:	**außer den Instrumenten, die beim Fingerlappen benötigt werden, kommen noch dazu:**
	20 Gefäßklemmen
	10 Wäscheklemmen.
3. Bauchlappen:	**30 Gefäßklemmen**
	10 Kocher-Klemmen
	20 Wäscheklemmen.

Die Operation kann verschieden durchgeführt werden, und zwar:

1. gestielt von der Nachbarschaft,
2. direkte Lappenplastik von entfernten Körperteilen,
3. Wanderlappen.

Die gestielte Lappenplastik wird in zwei Phasen durchgeführt:

1. Phase: Mit dem Skalpell wird ein entsprechend großes Hautstück umschnitten und von der Unterlage abgelöst. Man beläßt einen Stiel, der die zu- und abführenden Blutgefäße zu diesem Hautbezirk erhält. Die Breite des Stieles muß mindestens ein Drittel der Lappenlänge sein. In Ausnahmefällen kann man ein Hautstück auch dann verpflanzen, wenn es nur an den Gefäßen hängt. Der gestielte Lappen wird nun auf den Hautdefekt genäht. Es muß besonders darauf geachtet werden, daß der Lappen nicht gedreht oder geknickt wird oder unter starke Spannung kommt (Nekrosegefahr). Der Lappenstiel wird entweder mit Spalthaut gedeckt oder zu einem runden Stiel vernäht. Darüber kommt ein steriler Verband und beide Körperteile werden im Gips fixiert.

2. Phase: Ist der verpflanzte Lappen gut durchblutet, wird er nach 2—3 Wochen am Stiel abgetrennt und an der Defektstelle endgültig in ganzer Ausdehnung mit Nähten befestigt. Ein leichter Verband mit Tulle gras kommt darüber und der Plastikbereich wird ruhiggestellt.

IV. Osteosynthese

Unter Osteosynthese versteht man die Vereinigung von zwei Knochenteilen, um eine Heilung in einer bestimmten Stellung und unter günstigen Bedingungen zu erreichen. Nach dem heutigen Stand der Operationstechnik kommen dafür verschiedene Methoden in Betracht:

1. Drahtnähte, die durch Bohrlöcher oder um den Knochen geführt werden, um die beiden Knochenenden zusammenzuhalten. Manchmal werden die Drahtnähte nur locker angelegt; sie verhindern dann nur seitliche Verschiebungen.

2. Schrauben: Bei der Verwendung von Schrauben muß zuerst ein Loch mit einem Bohrer in den Knochen gebohrt werden. Der Durchmesser muß etwas kleiner sein als der der Schraube, damit das Gewinde greift.

3. Bohrdrähte, die schräg oder gekreuzt durch beide Knochenteile geführt werden. Sie halten den Knochen durch ihre Biegungsfähigkeit und Haftspannung zusammen und geben bei richtiger Lage oft eine erstaunliche Festigkeit gegen das Auseinanderweichen von Knochenstücken, z. B. an der Kniescheibe.

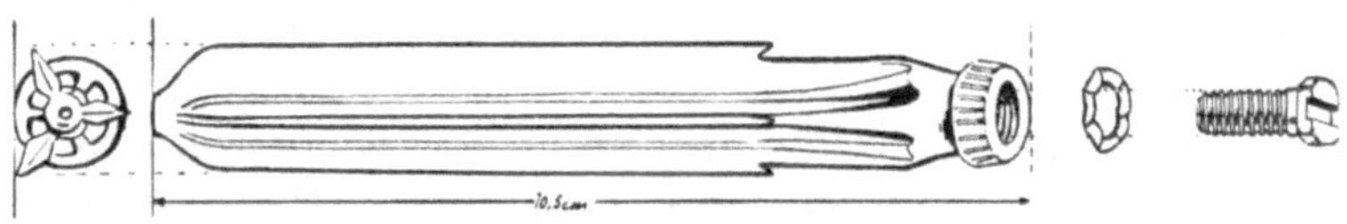

Abb. 18. Dreilamellennagel

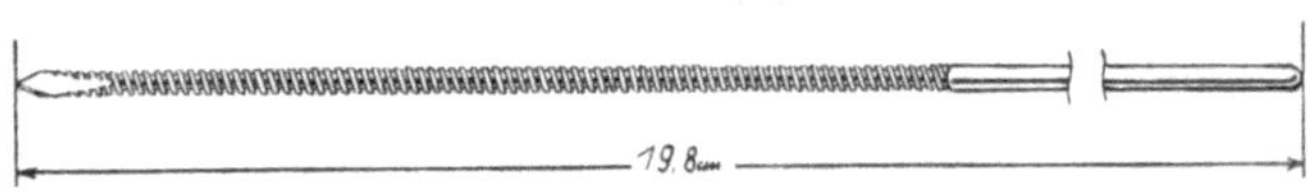

Abb. 19. TELSON-Schraube

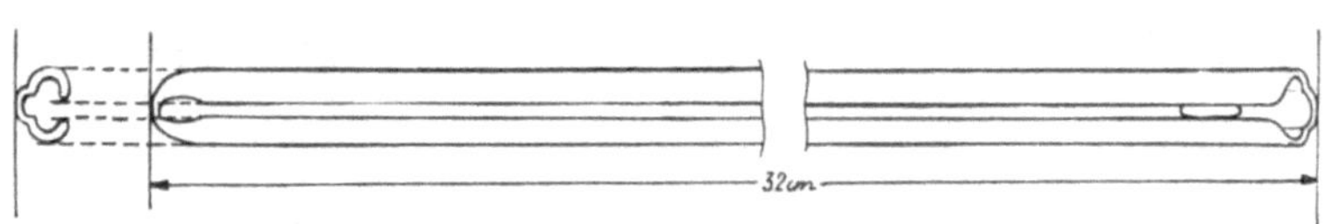

Abb. 20. Marknagel nach KÜNTSCHER

4. Lamellennägel, wie z. B. der nach BÖHLER modifizierte *Dreilamellennagel* (Abb. 18). Dieser wird zur Stabilisierung von Schenkelhalsbrüchen, der Oberschenkelknorren und der Sprunggelenke verwendet, manchmal in Verbindung mit einer Platte, die dann mit einigen Schrauben am Knochen verankert wird.

5. Nägel mit Gewinde, wie z. B. *Telson-Schrauben* (Abb. 19).

6. Marknägel: Diese wurden von *Küntscher* angegeben (Abb. 20). Sie werden vorwiegend zur Nagelung der langen Röhrenknochen verwendet.

7. Markdrähte werden auch manchmal in den Markraum des Knochens eingeführt, um stärkere, unerwünschte Verschiebungen der Knochen zu verhindern.

8. Druckosteosynthese: Diese beruht darauf, daß die Knochenenden aufeinandergepreßt werden. Bei der Methode nach GREIFENSTEINER werden in jedes Bruchstück, einige Zentimeter vom Bruch oder der Knochenverbindung entfernt, je ein KIRSCHNER-Draht eingebohrt. Die Drähte werden von jeder Seite in den Spezialspannbügel verankert. Durch das Spannen der Drähte werden die Knochenenden zusammengepreßt.

Nach der Methode von CHARNLEY werden anstatt der KIRSCHNER-Drähte STEINMANN-Nägel verwendet, die durch Gummi- oder Federzüge verbunden sind. Dadurch wird die Knochenverbindungsstelle unter Druck gesetzt.

V. Nervennähte und Nerventransplantationen

An Instrumenten sind der verkleinerte Weichteilkorb und der Spezialkorb für Hand- und Nervenverletzungen zu richten.

Das Prinzip der Nervennähte und Nerventransplantationen beruht auf der genauen Naht der Nervenscheide. In der Regel müssen die Nervenenden angefrischt werden. Wenn sich die Nervenenden dann spannungslos aneinanderfügen lassen, wird die Naht durchgeführt. Zuerst werden zwei Haltenähte in die Nervenscheide gelegt und diese nicht abgeschnitten, sondern mit Klemmen gehalten. Es ist selbstverständlich, daß man dazu ganz zarte Instrumente benötigt. Nach Anlegen der Haltefäden wird dann die Nervenscheide dicht mit feinstem Material genäht. Derzeit verwendet man Supramid schwarz, extrafein. Man benötigt dazu feinste chirurgische Pinzetten, wie sie der Augenarzt verwendet. Feinstes Nahtmaterial, gerade anatomische Mosquitoklemmen als Nadelhalter und eine Lupe, die ebenfalls ausgekocht wird, zur Kontrolle der Nervennaht. Dann wird die Haut mit Nähten verschlossen. Darüber wird ein ruhigstellender Verband für 3—4 Wochen angelegt.

VI. Sehnennähte und Sehnentransplantationen

Für Sehnennähte und Sehnentransplantationen sind an Instrumenten der verkleinerte Weichteilkorb sowie der Spezialkorb für Hand- und Sehnenverletzungen zu richten.

1. Strecksehnennaht

Die Strecksehnennähte kommen am häufigsten an den Fingern vor. Frische und alte Verletzungen, bei denen eine Naht der Strecksehne durchgeführt wird, werden mit Unterbrechung der Blutzufuhr durchgeführt. Wenn es sich um einen sekundären Eingriff handelt, der also nach abgeschlossener Wundheilung durchgeführt wird, wird die Extremität vorher blutleer gemacht, indem sie mit einer sterilen, elastischen Binde ausgewickelt wird. Dann erst wird die pneumatische Blutsperre auf 300 mm Quecksilber aufgepumpt.

Zur Wundausschneidung bzw. Darstellung der Sehne bei einer sekundären Operation benötigt man REVERDIN-Pinzetten, kleine, einzinkige Häkchen, ein Skalpell und eine Präparierschere. Es ist zweckmäßig, auch noch einen Dissektor (FREER) bereitgestellt zu haben. Die Sehnennaht am Finger erfolgt mit runden oder geraden Sehnennadeln. Entweder bedient man sich der ausziehbaren Hautsehnennaht, wobei die durch die Haut geführte Naht die beiden Sehnenenden umschlingt oder man verwendet eine fortlaufende Drahtnaht. Beim Entfernen der Hautnaht ist auch gleichzeitig die Sehnennaht entfernt. Gewöhnlich werden 3—5 solcher Sehnenhautnähte angelegt. Als Nahtmaterial werden derzeit Perlon 000 oder nicht rostender gedrehter Stahldraht (gedrehter Fagersta-Draht) verwendet.

In manchen Fällen werden die Sehnen mit einer fortlaufenden Drahtnaht genäht. Die beiden Enden des Drahtes werden durch die Haut geführt und an jedem Ende wird ein Filzstückchen und ein Hemdknopf angelegt, durch welche die Drahtnaht geführt wird. Die Drahtnaht wird an den beiden Enden in der entsprechenden Spannung mit einem Spaltschrot fixiert.

Strecksehnennähte werden gewöhnlich nach drei Wochen wieder entfernt.

Manchmal kann man von den Methoden, bei welchen die versenkten Fremdkörper (Nahtmaterial) wieder entfernt werden, nicht Gebrauch machen. In diesen Fällen verwendet man dann eingeflochtene Nähte. Zur Naht der Sehne eignet sich derzeit am besten Perlon 00 oder 000 oder gedrehter, weicher, nicht rostender Stahldraht (Fagersta Nr. 3 × 0,08 mm).

2. Beugesehnennaht

Für die Beugesehnennähte ist es am zweckmäßigsten, Stahldraht zu verwenden (Fagersta Nr. 3 × 0,08 mm). Die Beugesehnennaht wird praktisch nur zentral der peripheren Hohlhandbeugefalte und im Bereich ihres Ansatzes am Fingerendglied durchgeführt. Zwischen dem Fingermittelglied und der distalen Hohlhandbeugefalte wird die frische Verletzung nicht genäht, sondern es wird zu einem späteren Zeitpunkt eine Sehnenverpflanzung durchgeführt. Die Naht wäre wegen der Verwachsungen zu gefährlich.

Im Bereich der Hohlhand und des Vorderarmes wird meistens die Methode der eingeflochtenen, versenkten Naht angewendet. Am Fingerendglied jedoch verwendet man die Methode mit den ausziehbaren Drahtnähten (LENGEMANN, GIG oder ausziehbare eingeflochtene Drahtnaht nach BUNNELL).

3. Freie Sehnentransplantationen

Die freien Sehnentransplantationen gehören zu den Routineoperationen. Von ihnen wird besonders in der Handchirurgie Gebrauch gemacht. Man verwendet dazu ein Sehnenstück, welches zum Ersatz der Sehne verwendet wird. Dadurch ist man in der Lage, die Nahtverbindungen an Stellen zu verlagern, an denen keine behindernden Verwachsungen befürchtet werden müssen.

Für die Hand werden als Sehnentransplantate die Strecksehnen der Zehen verwendet oder die Palmaris longus-Sehne vom Vorderarm. Man kann auch die Sehne des oberflächlichen Fingerbeugers als freies Sehnenstück gewinnen und auf den tiefen Fingerbeuger frei verpflanzen.

Die körpernahe Sehnenverbindung wird meistens mit einer eingeflochtenen Sehnenverbindung am Ursprung des Lumbrikalismuskels gemacht (ein kurzer Handmuskel, der an der tiefen Beugesehne entspringt).

Dann wird die Sehne, die am anderen Ende mit einer Naht angeschlungen ist, durch den Sehnenkanal gezogen und entsprechend gekürzt. Nun wird die zweite Sehnenverbindung an der günstigsten Stelle, nämlich am Sehnenansatz, durchgeführt.

Das verpflanzte Sehnenstück wird dort mit einer LENGEMANN-Naht, einer eingeflochtenen Drahtnaht oder einer GIG-Drahtnaht verankert. Die Sehnennaht wird durch den Sehnenansatz oder das Endglied des Fingers geführt und durch die Kuppe oder den Fingernagel herausgeleitet. Nun werden die Sehnennähte an einer Kuppenkappe oder an einer Nagelkappe mit einem festgeklemmten Spaltschrot verankert oder geknüpft.

VII. Pseudarthrose

Unter Pseudarthrose (= falsches Gelenk) versteht man einen solchen Endzustand einer Bruchheilung, bei dem es zu keiner festen knöchernen Verbindung der Bruchenden gekommen ist, sondern nur zu einer bindegewebigen Heilung. In vielen Fällen ist es notwendig, die Knochen wieder fest miteinander zu vereinen. Es gibt verschiedene Methoden, um solche Falschgelenke zu behandeln. Eine derzeit häufig angewendete Methode ist das seitliche Anlegen eines körpereigenen oder eines körperfremden Knochenspanes an der Pseudarthrose. Bei anderen Fällen wird das Scheingelenk operativ entfernt und die Knochenenden werden wieder aneinandergefügt. Die neue Knochenverbindung wird dann mit einem Marknagel, einem Bohrdraht, gekreuzten Drähten, Drahtschlingen oder durch die Doppeldrahtosteosynthese gesichert. Bei manchen Fällen genügt die Nagelung, um die Pseudarthrose zur knöchernen Ausheilung zu bringen, zum Beispiel beim Schenkelhals und am Oberschenkelschaft.

VIII. Inzisionen und Sequestrotomie

1. Inzisionen bei eitrigen Prozessen

Bei vielen Fällen ist es notwendig, die Eiterherde zu eröffnen, weil die Antibiotika (Penicillin, Streptomycin usw.) nicht immer die Einschmelzung einer Entzündung verhindern. Das Prinzip der Inzision ist, Eiterherde breit zu eröffnen, den Eiter und die abgestorbenen Gewebeteile zu entfernen und guten Abfluß für das Sekret zu schaffen. Zu diesem Zweck ist es notwendig, am tiefsten Punkt dieser Eiterhöhle Drains durch gesonderte Schnitte herauszuleiten.

Inzisionen werden gewöhnlich in Allgemeinbetäubung durchgeführt. An den Gliedmaßen ist das Anlegen einer Blutsperre vorteilhaft.

a) **Finger:** Der Patient liegt auf dem Rücken. Die Blutsperre wird am Oberarm angelegt. Die Hand wird gereinigt, desinfiziert, auf ein steril gedecktes Tischchen gelegt und mit einer Kompresse oder Schlitzkompresse abgedeckt, wobei der zu behandelnde Finger frei bleibt.

An Instrumentarium ist das Inzisionstischchen vorzubereiten.

Durch einen zweckmäßigen Hautschnitt wird der Eiterherd breit eröffnet und die Eiterhöhle sorgfältig entleert. Dabei werden nekrotische Gewebeteile mit einer anatomischen Pinzette oder mit einem scharfen Löffel entfernt. Wenn der Eiterherd groß ist oder die

Wundränder erfahrungsgemäß leicht zum Verkleben neigen, wird ein Laschendrain (5—10 cm breit) eingeführt. Unter Umständen wird dieses durch eine zusätzliche Inzision herausgeleitet. Die Inzisionsstelle wird mit einem Salbenverband versorgt. In den meisten Fällen wird dann der Finger ruhiggestellt. Am besten eignet sich dafür die Fingerschiene. Wenn die Ruhigstellung noch besser sein soll, wird außer der Fingerschiene eine dorsale Gipsschiene angelegt (Abb. 21).

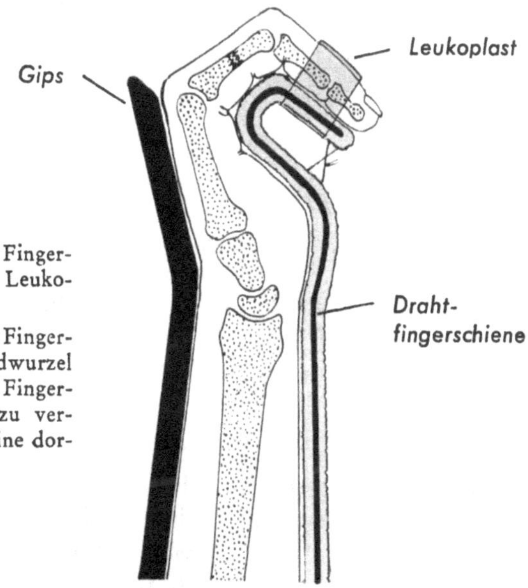

Abb. 21. Fingerschiene

Schematische Darstellung der angelegten Fingerschiene. Das Fingerendglied ist mit einem Leukoplaststreifen befestigt

Bei Knochenbrüchen wird das Ende der Fingerschiene mit einer Drahtschlinge zur Handwurzel hin mit dem dort aufliegenden Teil der Fingerschiene verbunden, um ein Aufbiegen zu vermeiden. Schwarz an der Streckseite ist eine dorsale Gipsschiene angedeutet

b) Sehnenscheidenentzündung: Nach dem Präparieren des Gewebes bis zur Sehnenscheide wird diese mit dem Skalpell oder mit der zarten Schere gespalten (Längsspaltung). Wenn es notwendig erscheint, wird am Blindsack in der Hohlhand eine Gegeninzision gemacht. Die Sehnenscheide wird mit konzentrierter Penicillinlösung gespült. Dazu werden eine 10-ccm-Spritze und stumpfe, gewinkelte Nadeln gerichtet. Dann erfolgt das Einlegen eines Laschendrains, darüber kommt ein Salbenverband und die Hand wird ruhiggestellt.

c) Hüfte: Bei der Eröffnung von vorne liegt der Patient in Rückenlage auf dem Operationstisch. Bei der Eröffnung von der Seite wird der Patient seitlich gelagert und zu beiden Seiten mit Rückenstützen gehalten. Auf das untere Bein wird ein Gummipolster gelegt und darüber das andere Bein gelagert. Der freie Arm wird mit einem Dreiecktuch über dem Brustkorb befestigt. Die Abdeckung erfolgt wie schon beschrieben, manches Mal wird das Bein mit einem langen Trikotschlauch abgedeckt. Die Desinfektion der Haut erfolgt wie üblich.

An Instrumentarium ist der Weichteilkorb vorzubereiten, der ergänzt wird durch:

1 Paar tiefe Haken
2 schmale Leberspatel
1 großen Wundspreizer
1 tiefen Wundspreizer.

An der Inzisionsstelle wird ein entsprechend großer Hautschnitt angelegt. Die Narbe oder die Wundränder werden mit Skalpell und chirurgischer Pinzette ausgeschnitten und das Gewebe bis zur Abszeßhöhle freipräpariert. Der Abszeß und die Nekrosen werden mit dem scharfen Löffel ausgeräumt. Mit einer Kornzange werden Laschendrains eingelegt, bei Bedarf auch ein Poliäthylenkatheter, zum Beispiel Venoflexkatheter, zum Spülen, der mit einer Naht an der Haut fixiert wird. Antibiotika werden je nach Anordnung in Substanz oder gelöst in die Wundhöhle gegeben. Darüber kommt entweder ein steriler Verband oder ein Tulle gras-Verband.

2. Sequestrotomie

Unter Sequestrotomie versteht man die Entfernung von nekrotischen und infizierten Knochenstücken. Meistens besteht bei Vorhandensein eines Sequesters eine Fistel, deren Ausdehnung vor der Operation durch Fistelfüllung festgestellt wird. Oft werden der Fistelgang und die Abszeßhöhle mit alkoholischer Methylenblaulösung (1%ig) gefärbt. Die Operation selbst wird in der Regel in Blutsperre durchgeführt und besteht in der Freilegung der Höhle, der Entfernung des abgestorbenen Knochenstückes (Sequester) und Abflachung der Knochenhöhle mit dem Meißel. Die Höhle wird manchmal mit einem gestielten Muskel- oder Hautlappen ausgefüllt.

a) **Hüfte:** Der Patient wird wie bei der Inzision der Hüfte gelagert und abgedeckt.

An Instrumenten sind vorzubereiten der Weichteilkorb und der Knochenkorb, der durch folgende Instrumente ergänzt wird:

2 große Meißel
2 tiefe Haken.

Auch sind der Diathermie- und der Saugapparat vorzubereiten.

Nach dem Hautschnitt wird die Wunde mit kleinen Kompressen abgedeckt, die mit Klemmen an den Wundrändern fixiert werden, oder sie werden an die Wundränder genäht. Dann werden scharfe Haken in die Wunde eingesetzt und das Gewebe bis zur Sequesterstelle mit chirurgischer Pinzette und spitzstumpfer Schere freipräpariert. Das Periost wird mit dem Raspatorium abgeschoben und die Abszeßhöhle mit Meißel und Hammer eröffnet. Der Sequester wird mit der Sequesterzange oder der Meniskusfaßzange entfernt. Die Sequesterhöhle wird mit dem scharfen Löffel ausgeräumt. Ein Laschendrain oder Saugdrain und Antibiotika werden eingeführt. Die Wunde wird offengelassen oder locker mit Perlon 00 genäht. Darüber kommt ein Salbenverband und die Hüfte wird ruhiggestellt.

b) **Oberschenkel:** Der Patient wird je nach Lage des Hautschnittes in Seitenlage oder in Rückenlage gelagert. Dann wird die Blutsperre angelegt. Wenn keine pneumatische Blutsperre angelegt werden kann, kann die hohe sterile Blutsperre Verwendung finden. Dazu benötigt man zwei lange, starke Gummischläuche, zwei große, mit Gummi überzogene Klemmen und einen 20 cm langen STEINMANN-Nagel. Nach der Abdeckung wird der STEINMANN-Nagel oberhalb des Trochanter in die Weichteile geschoben, um den Oberschenkel wird ein Schlauch oberhalb des STEINMANN-Nagels gelegt, gekreuzt, unter Zug hochgehoben und mit einer Klemme fixiert. Nun wird der Schlauch nochmals von der Haut abgehoben und unter die erste Klemme eine zweite Klemme angelegt.

Die Operation und die dazu notwendigen Instrumente sind gleich wie bei der Sequestrotomie der Hüfte.

Manchmal wird in den Oberschenkelmarkraum ein Katheter oder ein Spüldrain eingelegt.

IX. Amputationen

Gliedmaßen werden amputiert oder in Gelenken ausgelöst, wenn sie wegen der Schwere der Verletzung nicht erhalten werden können. Die Amputation wegen gestörter Durchblutung infolge Gefäßdurchtrennung wird seltener, seit für die Wiederherstellung der größeren Gefäße konservierte Arterien zur Verfügung stehen.

Bei uns wird der Markraum des Knochenstumpfendes nicht ausgelöffelt. Das Periost wird in der Höhe des Knochenstumpfendes abgetrennt und dann das Knochenstumpfende mit Raspel und Feile von den scharfen Kanten befreit und abgerundet. Die deckenden Weichteile werden reichlich genommen, weil die Weichteile sekundär schrumpfen. Die Nerven werden bei aseptischen Amputationen so weit als möglich zentral durchtrennt. Die Gefäße werden einfach oder doppelt unterbunden. In der Regel wird keine besondere Ruhigstellung verwendet. Die Stumpfwunde wird mit einem Verband bedeckt. Wenn im infizierten Gebiet gearbeitet wurde, wird auf die sofortige Naht der Stumpfwunde verzichtet und die Naht verzögert, das heißt nach fünf Tagen, ausgeführt (= Sekundärnaht).

1. Oberschenkelamputation: Der Patient wird auf dem Rücken gelagert. Das zu amputierende Bein wird nicht befestigt. Wenn es die Höhe der Amputation zuläßt, wird eine Blutsperre angelegt. Die Abdeckung erfolgt wie schon beschrieben (S. 18). Bis über das Kniegelenk kommt ein Oberschenkelstrumpf, der mit einer Wäscheklemme und einigen Bindentouren befestigt wird. Vorher wird die Haut entsprechend desinfiziert.

An Instrumenten sind der Weichteilkorb zu richten sowie der Knochenkorb, der durch folgende Instrumente ergänzt wird (Abb. 22):

1 Amputationsmesser | **1 Muskelschieber (Retraktor)**
1 Knochensäge | **10 Gefäßklemmen.**

Ein Diathermieapparat soll immer vorbereitet sein.

Die Wundränder werden nach dem Hautschnitt abgedeckt und die Abdeckung mit Wäscheklemmen befestigt oder angenäht. Dann werden scharfe Haken eingesetzt und mit dem Amputationsmesser die Muskeln durchtrennt. Wenn notwendig, erfolgt die Blutstillung mit Gefäßklemmen oder Diathermie. Dann wird mit dem Raspatorium vom Knochen das Periost abgeschoben, der Muskelschieber eingesetzt und die Muskeln werden zurückgeschoben. Mit der Knochensäge wird der Knochen durchgesägt und mit Luer und Feile der Stumpf abgerundet. Die Nerven werden vom Stumpf vorgezogen und ungefähr 10 cm gekürzt (Stumpfneurom). Vom Muskel wird so viel genommen, daß ein gut gepolsterter Stumpf bleibt. Die Blutsperre wird geöffnet und die Blutung mit Klemmen, Umstechung oder Ligatur (Perlon 00—000) gestillt. Die Muskeln werden mit runden Nadeln und Perlon 000 genäht, ebenso die Haut, diese jedoch mit scharfen Nadeln.

Darüber kommt ein steriler Verband und ein leichter Zellstoffverband. Vor Wundverschluß wird ein Stumpfröntgen gemacht.

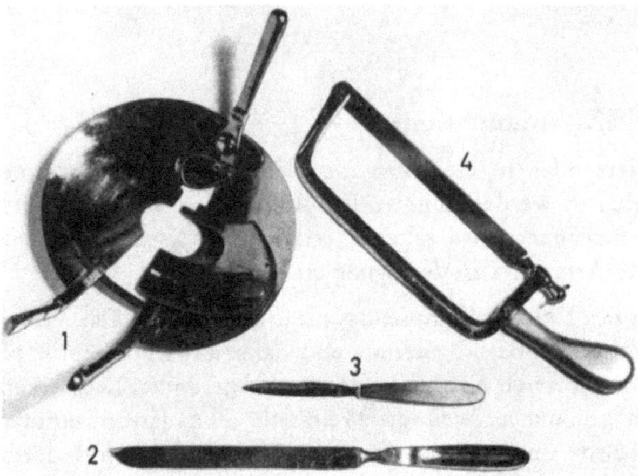

Abb. 22. Amputationsinstrumente, Spezialinstrumente

1 Muskelschieber (Retraktor)
2 Amputationsmesser
3 Zwischenknochenmesser (dieses wird zur Amputation des Unterschenkels und des Vorderarmes verwendet)
4 Knochensäge

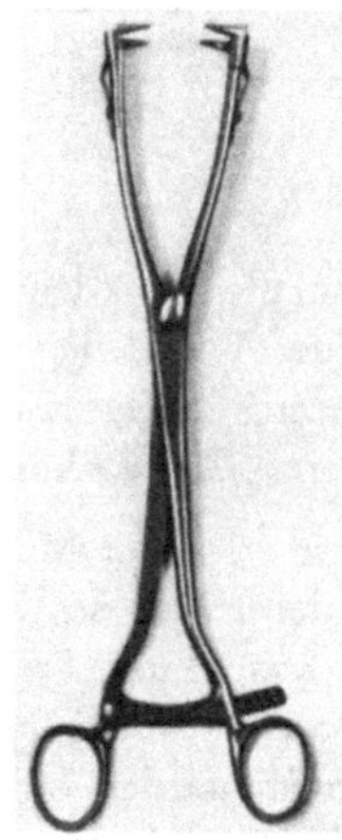

Abb. 23.
Knochenfaßzange von ULRICH

2. Callander: Die Muskeln werden nicht durchschnitten, sondern nur die Sehnen. Die Amputation erfolgt 12 cm vom Kniegelenk entfernt. Sonst ist alles gleich wie bei einer gewöhnlichen Oberschenkelamputation.

Zum Fassen der Patella, um sie aus dem Bett der Strecksehne auszulösen, eignet sich am besten die Knochenfaßzange von ULRICH (Abb. 23).

3. Unterschenkelamputation: Wird im Prinzip genau so wie die Oberschenkelamputation gemacht.

4. Chopart: Der Fuß wird im CHOPART-Gelenk ausgelöst. Alles andere ist gleich wie bei der Oberschenkelamputation.

5. Oberarmamputation: Im Prinzip wie die Oberschenkelamputation.

6. Vorderarmamputation: Im Prinzip wie die Oberschenkelamputation.

7. Finger- und Zehenamputation: Der Patient liegt auf dem Rücken, es wird die Blutsperre angelegt.

An Instrumentarium ist ein Fingertischchen vorzubereiten, welches durch drei verschieden große Luer, eine Markwalder-Zange und eine Feile ergänzt wird.

Nach dem Hautschnitt wird das Gewebe bis zum Knochen mit chirurgischer Pinzette und zarter Schere freipräpariert.

Der Knochen wird mit der MARKWALDER-Zange gekürzt und mit dem Luer und der Feile abgerundet. Es werden Hautnähte gemacht, darüber kommt ein steriler Verband. Dann wird ein Stumpfröntgen gemacht. Abschließend wird eine Fingerschiene angelegt.

X. Spanverpflanzungen

Spanverpflanzungen werden in der Knochenchirurgie häufig angewendet. Man versteht darunter die Verpflanzung eines Knochenstückes an eine andere Stelle. Zum Teil werden für die Spanverpflanzung körpereigene, sogenannte autoplastische, und zum Teil Bankknochen (homoioplastische) verwendet. Die Bankknochen stammen von menschlichen Leichen; sie werden steril in der Knochenbank aufbewahrt.

Meistens geschieht die Konservierung durch Tiefkühlung bei $-20°$ C. Man kann Knochenspäne auch nach Gefriertrocknung im Vakuum konservieren. Dieser Prozeß heißt Lyophilisierung.

Die körpereigenen Späne werden in Form der sog. Verschiebespäne oder als freie Transplantate verwendet. Für die Entnahme der Späne kommen hauptsächlich das Schienbein oder das Darmbein in Frage. Gelegentlich werden Späne auch aus dem Griffelfortsatz der Speiche, aus der Elle oder von den Rippen genommen. Die Späne werden in manchen Fällen, besonders bei Defekten, stabil mit Schrauben oder Drahtnähten fixiert.

Am häufigsten wird heute der Beilegespan nach PHEMISTER gebraucht. Dabei wird das Periost vom Knochen abgeschoben und ein Knochenspan in diese Periosttasche eingelegt, so daß er den Bruch in der Mitte überbrückt. Diese typische Operation, die bei verzögerter Bruchheilung und bei Pseudarthrosen angewendet wird, wird folgend beschrieben:

Die Lagerung des Patienten erfolgt auf dem Rücken. Der Patient bekommt eine Allgemeinnarkose. Es wird die Blutsperre angelegt.

Vorzubereiten sind der Weichteilkorb, der Knochenkorb, das Spantischchen und ein steril gedecktes Tischchen für den Desoutter mit mehreren Kreissägeblättern (Abb. 24).

Nach dem Hautschnitt über der Bruchstelle wird die Faszie gespalten und die Wunde mit sterilen Tüchern abgedeckt. Mit dem Raspatorium wird das Periost abgeschoben und

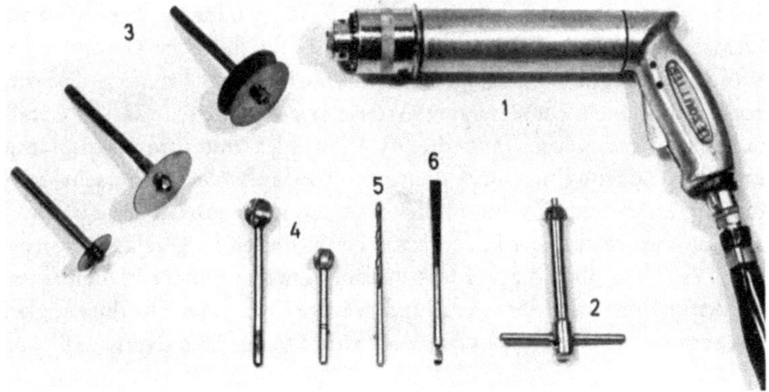

Abb. 24. Desoutter

zwei Knochenhebel nach HOHMANN werden eingesetzt. Proximal und distal von der Frakturstelle werden hervorstehende Zacken mit Hohl- oder Flachmeißel abgetragen. Dann wird ein ungefähr 8 cm langer Knochenspan (Fremdspan) zurechtgesägt und zwei kleine Knochenstückchen davon mit einem Luer abgeknabbert. Eines dieser Knochenstückchen kommt in eine sterile Eprouvette, die mit einem Anaerobier-Medium, und zwar dem Thioglykolat-Medium, gefüllt ist, während das andere in eine sterile, mit Traubenzuckerbouillon gefüllte Eprouvette kommt. Beide werden zur bakteriologischen Untersuchung eingeschickt, zur Bestimmung der Keime in der aeroben und anaeroben Kultur. Wenn Keime wachsen, wird auch ihre Resistenz gegen verschiedene Antibiotika und Sulfonamide geprüft.

Der Span wird während des Zurechtsägens mit ultraviolettem Licht bestrahlt. Die Ecken werden mit einer Raspel abgerundet. Der Span wird subperiostal beigelegt. Anschließend wird die Blutsperre geöffnet und die Blutung durch Kompression gestillt. Abschließend werden Faszien- und Hautnähte gemacht (Perlon 000). Zur Ruhigstellung wird ein Gipsverband angelegt, der gespalten wird. Jetzt wird noch eine Röntgenkontrolle gemacht.

XI. Arterientransplantation

Der Patient wird entsprechend der Verletzung auf dem Operationstisch gelagert. Es wird eine Blutsperre angelegt. Nach der chirurgischen Reinigung der Haut wird das Operationsgebiet steril abgedeckt.

Vorzubereiten sind der Weichteilkorb, außerdem sehr zarte Instrumente, und zwar:

12 gebogene Mosquitoklemmen
18 Bulldogklemmen verschiedener Größe
4 Höpfner-Klemmen
2 anatomische Pinzetten
2 chirurgische Pinzetten
2 Ringklemmen
2 stumpfe Zweizinker
2 kleine Muskelhaken
1 Nadelhalter.

Auch der Diathermieapparat ist vorzubereiten.

Die defekte Arterie wird unter exakter Blutstillung mit Diathermie und Klemmen mit Skalpell, Schere, chirurgischer Pinzette und Freer freipräpariert. Die abführenden Gefäße werden mit zartem Perlon und Gefäßnadeln umstochen oder sie werden unterbunden. Bevor die Abtrennung erfolgt, werden die beiden Gefäßenden im Gesunden mit HÖPFNER-Klemmen oder Bulldogklemmen abgeklemmt. Das fehlende Arterienstück wird durch ein ebenso großes Stück einer konservierten Arterie ersetzt. Mit sehr zarten Gefäßnadeln und Supramid extrafein werden nun die Arterienenden mit dem Transplantat zuerst mit Einzelknopfmatratzennähten und dann mit fortlaufender Naht sehr sorgfältig aneinandergenäht. Zu diesem Zweck macht man an jeder Anastomosenstelle je zwei, die Gefäßinnenhaut auskrempelnde Haltenähte, deren Enden lang gelassen werden und dann als fortlaufende Naht über die vordere beziehungsweise hintere Zirkumferenz zum anderen Haltefaden geführt und dort verknüpft werden. Bei guter Durchgängigkeit und guter Durchblutung der Extremität wird der schichtweise Wundverschluß vorgenommen.

Abschließend wird eine Arteriographie gemacht.

XII. Lebensrettende Eingriffe

1. Herzmassage

Bei plötzlichem Herzstillstand ist manchmal die sofortige Herzmassage angezeigt. Es gelten bei uns folgende Vorschriften:

a) **Atmung:** 1. Intubieren,

2. Tubus mit Sauerstoff verbinden (Atembeutel),

3. künstliche Atmung,

4. Tieflagerung des Kopfes auf dem Tisch.

b) **Herz:** 1. Öffnen der linken Brustkorbhälfte durch eine Inzision, die sich vom Sternalrand zur mittleren Axillarlinie erstreckt, im 5. oder 6. Intercostalraum;

2. Einsetzen des Metallkeiles zwischen den Rippen;

3. Das Herz soll so massiert werden, daß ein fühlbarer Puls mit 60—70 Schlägen pro Minute zustande kommt.

Man braucht dazu ein Skalpell zum Öffnen des Thorax, einen Metallkeil (Rippenspreizkeil, Abb. 25) zum Auseinanderspreizen der Rippen, ein Paar sterile Gummihandschuhe und eine Spritze mit Adrenalin.

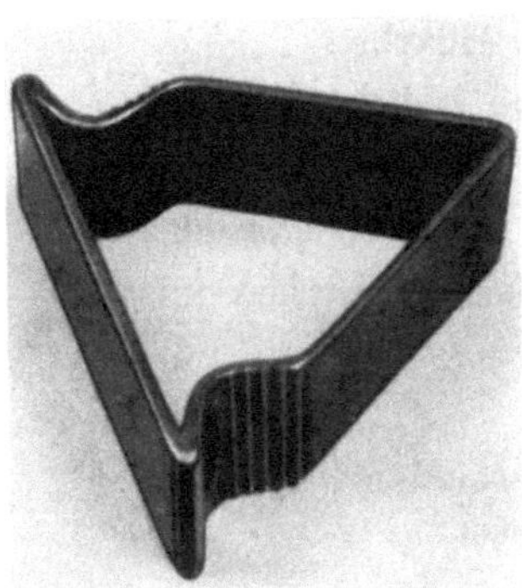

Abb. 25. Rippenspreizkeil
An der Basis des Keiles geriefte Muldungen, damit der Keil nicht herausrutscht

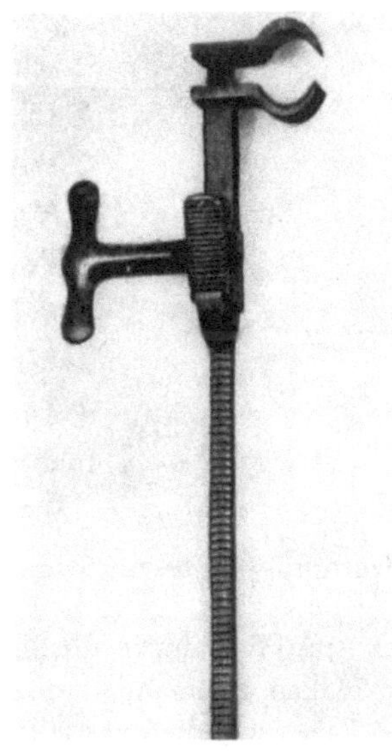

Abb. 26.
Rippenapproximator

Nach rascher Öffnung des Brustkorbes komprimiert der Arzt das Herz im eröffneten Herzbeutel in regelmäßigen Abständen mit der Hand.

Zur späteren Versorgung der Wunde wird ein Nahttischchen mit einem Rippenapproximator (Abb. 26) bereitgestellt.

Die Herzmassage soll überall durchgeführt werden können.

2. Tracheotomie

Nicht nur bei Verlegung der oberen Luftwege durch Fremdkörper oder Schwellung, sondern auch bei starker Sekretion oder Aspiration wird die Tracheotomie durchgeführt. Durch die Trachealkanüle kann das Sekret aus den Luftwegen leicht abgesaugt werden. Außerdem wird die Pendelluft, die für die Atmung nicht ausgenützt werden kann, auf diese Weise verringert. Das Freimachen der Luftwege ist für die Luftzufuhr wichtig, damit das Blut genügend mit Sauerstoff angereichert werden kann. Zu geringe Sauerstoffzufuhr schädigt vor allem das Gehirn. Bei schweren Schädelverletzungen und Brustkorbverletzungen besteht deswegen auch die Notwendigkeit zur Tracheotomie in den ersten 24—48 Stunden nach der Verletzung.

Technik

Der Patient wird in Rückenlage gebracht und bekommt unter die Schultern einen Polster, Sandsack oder eine Gummirolle gelegt, damit der Kopf etwas zurückhängt.

Der Eingriff wird in Lokalanästhesie durchgeführt. Die Operationsstelle wird mit Benzin, Alkohol und Merfen gereinigt.

Vorzubereiten ist ein Nahttischchen, welches durch folgende Instrumente ergänzt wird (Abb. 27):

2 scharfe, einzinkige Häkchen
2 scharfe, dreizinkige Häkchen
2 stumpfe, zweizinkige Häkchen
2 Muskelhaken, zart
1 Paar Muskelhaken nach Langenbeck
8 gebogene anatomische Mosquitoklemmen
1 Freer
1 Tenotom
mehrere Kanülen verschiedener Größe von 5—12 mm Durchmesser.

Außerdem muß immer ein Saugapparat gerichtet sein.

Nach dem Hautschnitt mit Skalpell und chirurgischer Pinzette wird die Wunde mit scharfen Haken auseinandergezogen. Nachdem mit dem linken Zeigefinger die Mittellinie des Ringknorpels festgestellt ist, wird bei sorgfältig gerade gehaltenem Kopf entsprechend dem Hautschnitt bis zum oberen Rand der Schilddrüse eingeschnitten. Die Haken werden über die Muskulatur gesetzt und kräftig auseinandergezogen. Die freiliegende Schilddrüse wird mobilisiert, indem die Faszie horizontal gespalten und die Schilddrüse mit dem Zeigefinger nach unten gedrängt wird. In dieser Lage wird die Trachea mit dem Tenotom halbkreisförmig eingeschnitten. Die Ränder werden mit kleinen, einzinkigen Häkchen zur Entfaltung gebracht. Die passende Kanüle wird eingeführt. Beiderseits wird eine Hautnaht mit Perlon angelegt und an der Kanüle befestigt. Das Bändchen an der Kanüle wird im Nacken geknüpft. Die Weichteilwunde wird locker mit steriler Gaze bedeckt.

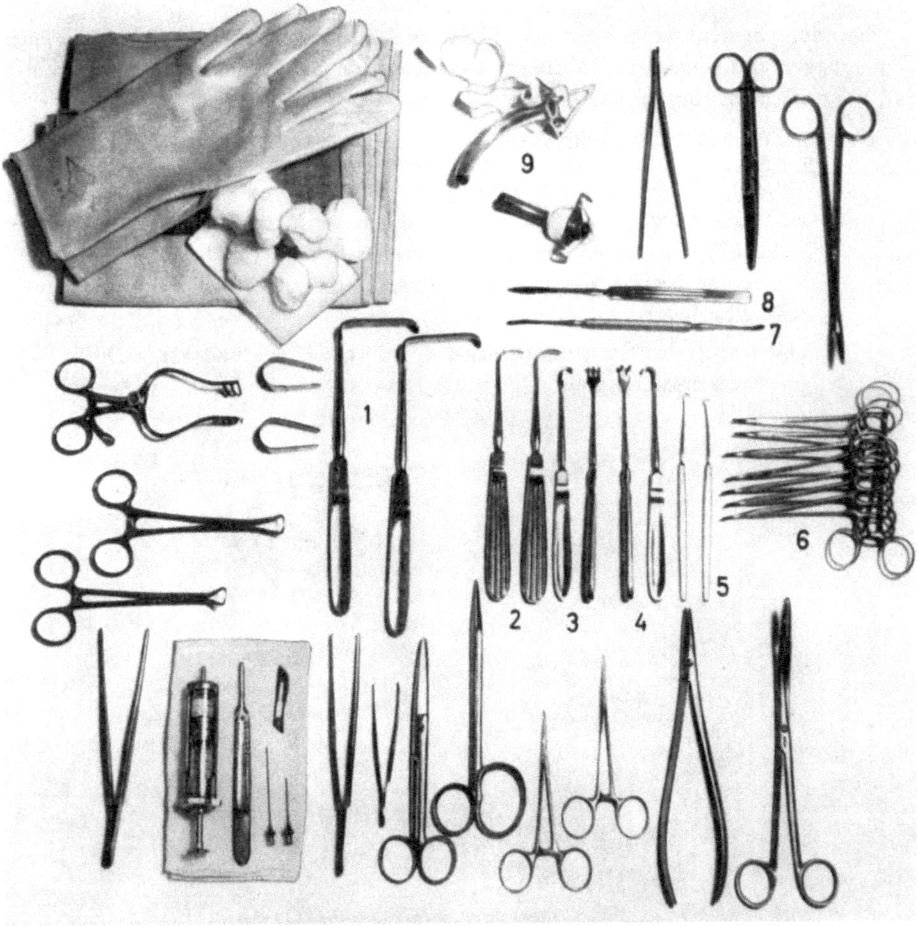

Abb. 27. Tracheotomietischchen

Komplettes Nahttischchen, ergänzt durch:

1 ein Paar Muskelhaken nach Langenbeck
2 ein Paar zarte Muskelhaken
3 ein Paar scharfe, dreizinkige Häkchen
4 ein Paar stumpfe, zweizinkige Häkchen
5 ein Paar einzinkige Häkchen
6 acht gebogene anatomische Mosquitoklemmen
7 Freer
8 Tenotom
9 verschieden große Kanülen

XIII. Anlegen einer Extension

Bestimmte Beckenbrüche, Brüche der Hüfte und Oberschenkelbrüche werden mit einem Dauerzugverband behandelt. Zu diesem Zweck wird in der Höhe der Schienbeinrauhigkeit oder am Oberschenkel oberhalb der Kondylen entweder

a) in örtlicher Betäubung ein STEINMANN-Nagel eingeschlagen, dazu benötigt man:

1. ein Bett mit fester Unterlage und Extensionsvorrichtung (Abb. 28);
2. eine gut gewickelte BRAUN'sche Schiene mit zwei Aufsatzbügeln (Abb. 29). Die Schiene muß so gewickelt sein, daß für die Wade eine Vertiefung besteht, damit das Bein, entsprechend seiner Form, gleichmäßig aufliegt;
3. einen rostfreien STEINMANN-Nagel von 21 cm Länge und 4 mm Dicke mit Spitzenschutzkappe;

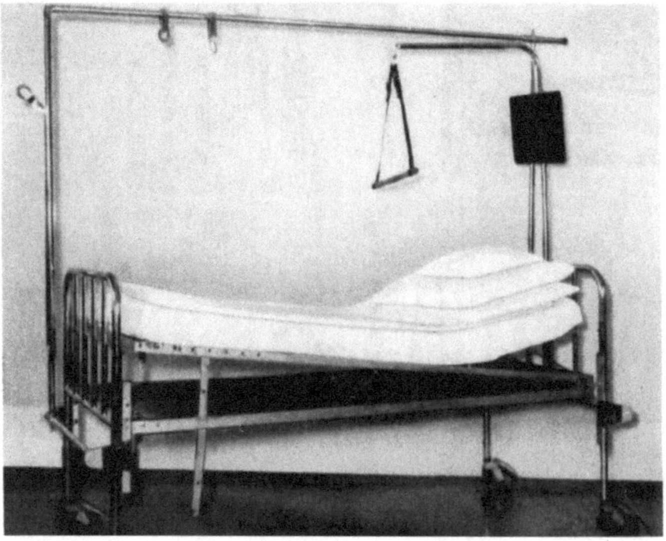

Abb. 28. Extensionsbett

Die Liegefläche ist hochgestellt, die Schaumgummimatratzen liegen auf Brettern. Über dem Bett der Extensionsgalgen mit zwei Rollen für die Extension, einem Reiter und einem Haken für ein Trapez. Die Rolle für die Extension am Bettende kann verschieden hoch eingestellt werden. Es gibt Rollen mit langem und kurzem Arm. Der Galgen kann an den Querstangen an beiden Enden des Bettes in beliebiger Weise eingestellt werden, so daß die Zugrichtung geändert werden kann

4. einen drehbaren Bügel für den Nagel (Abb. 30);
5. einen Hammer zum Einschlagen des Nagels oder einen elektrischen Bohrer;
6. zwei in der Mitte gelochte Filzscheiben von 5½ cm Durchmesser;
7. zwei in der Mitte gelochte und gewölbte Metallscheiben von 4½ cm Durchmesser;
8. zwei 3½ cm lange Stellschrauben;
9. 5–10 Gewichte zu je 1 kg;
10. eine starke Hanfschnur;

oder

b) ein KIRSCHNER-Draht, gebohrt oder mit einem Drahtnagler in örtlicher Betäubung durch den Knochen geschlagen. Damit sich der Draht im Knochen möglichst wenig bewegt, wird er am besten mit dem drehbeweglichen Spannbügel von HANS SACHSE (Abb. 31) verbunden.

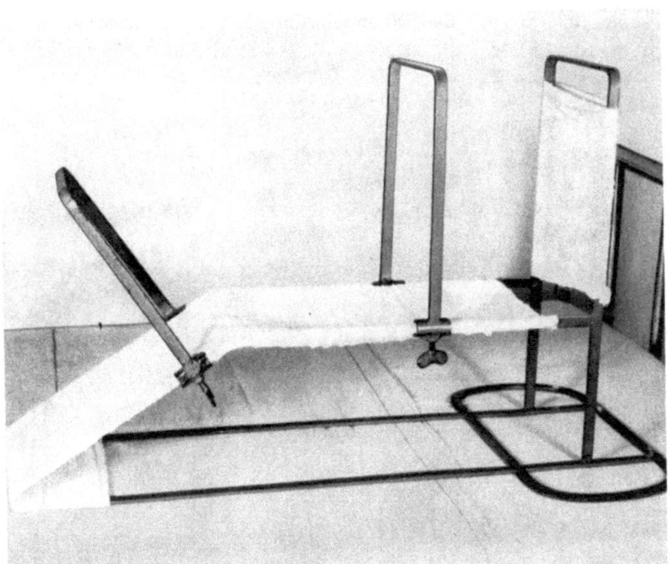

Abb. 29. BRAUN'sche Schiene mit zwei Aufsatzbügeln

Mit Kalikotbinde gewickelte BRAUN'sche Schiene mit Berücksichtigung der Wadenmulde. Nach der Lagerung des Beines werden die Aufsatzbügel befestigt

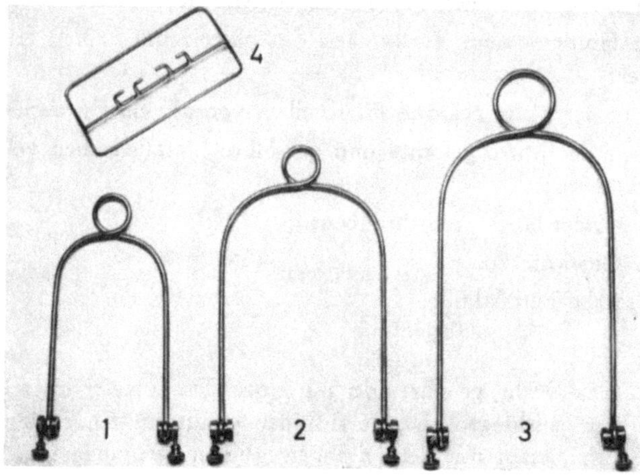

Abb. 30. Drehbeweglicher Extensionsbügel für die Nagelextension

1 Bügel für die Fersenbein-extension
2 Bügel für die Extension an der Schienbeinrauhigkeit
3 Bügel für die Extension zum suprakondylären Nagel
4 Verlängerungsbrücke

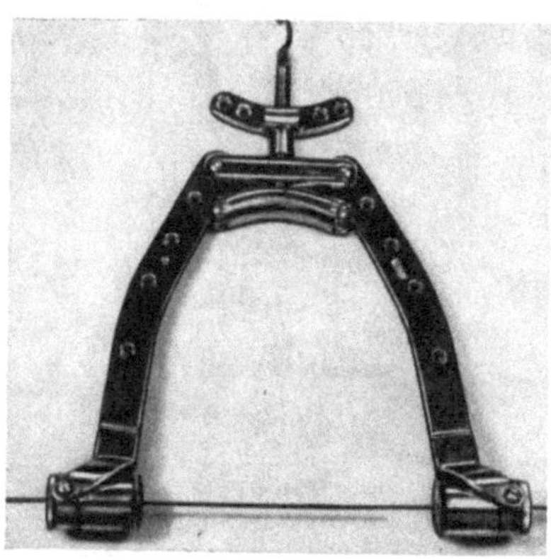

Abb. 31. Spannbügel nach HANS SACHSE für die Drahtextension

Die Gelenke sind mit Kugellagern versehen, so daß der Bügel gegenüber dem Draht im Knochen drehbeweglich ist

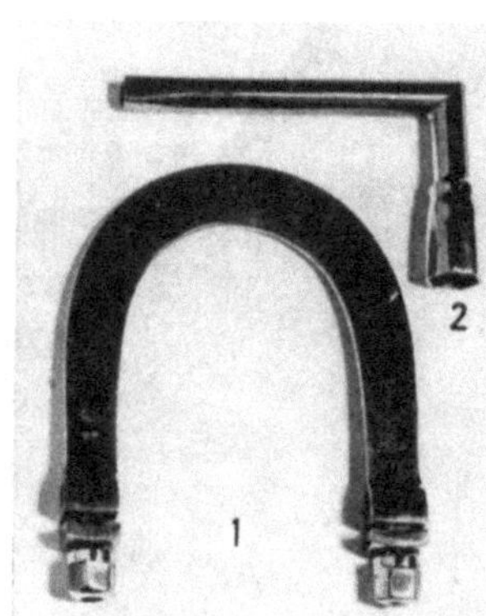

Abb. 32. Spannbügel nach KIRSCHNER

1 Bügel 2 Schlüssel

Er wird nur selten verwendet, weil dieser Bügel mit dem Draht fest verbunden ist. Dadurch kommt es zu Bewegungen des Drahtes im Knochen, wodurch die Infektionsgefahr erhöht wird

Der KIRSCHNER-Bügel (Abb. 32) und der BECK-Bügel (Abb. 33) haben den Nachteil, daß sie fest mit dem Draht verbunden sind, wodurch Bewegungen des Drahtes im Knochen möglich sind, was zur Infektion führen kann.

Am Fersenbein kann ebenfalls ein KIRSCHNER-Draht oder ein STEINMANN-Nagel verwendet werden.

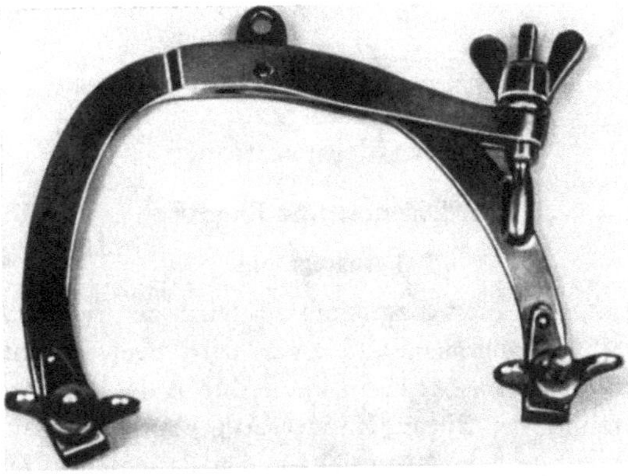

Abb. 33. Spannbügel nach BECK
Er wird nur mehr selten verwendet

3. Spezieller Teil

I. Schädeloperationen

1. Diagnostische Eingriffe

a) Angiographie

Eine Stunde vor Beginn der Angiographie wird an dem Patienten eine Überempfindlichkeitsprobe vorgenommen, und zwar wird dem Patienten eine Urografin-Aqua-dest.-Lösung im Verhältnis 1 : 15 in das rechte Auge eingetropft. Zeigt sich nach 30 Minuten eine entzündliche Rötung in der Augenbindehaut, so kann man daraus schließen, daß das jodhaltige Kontrastmittel für den Patienten nicht angebracht ist. Die Lösung kann auch als intrakutane Quaddel gespritzt werden.

An Instrumenten bereitet man am besten ein steril und ein unsteril zu handhabendes Tischchen vor. Auf das sterile Tischchen kommen (Abb. 34):

1 Kompresse
1 Schlitzkompresse
2 Paar Handschuhe
Tupfer 4 : 6
1 Novocainschälchen für 1% iges Novocain ohne Adrenalin
1 Spritze 20 ccm; 2 Spritzen 10 ccm
2 anatomische Pinzetten
1 Mensur für 9 ‰ige Kochsalzlösung
Angiographiebesteck:
- **4 Angiographienadeln**
- **1 Angiographieansatzstück**
- **6 Injektionsnadeln verschiedener Größe.**

Auf das unsterile Tischchen kommen:

Benzin, Alkohol, Merfen, Wattestäbchen
Urografin 70 % ig
Thiopental
9 ‰ige Kochsalzlösung (36°—37° C)
1 Nierentasse.

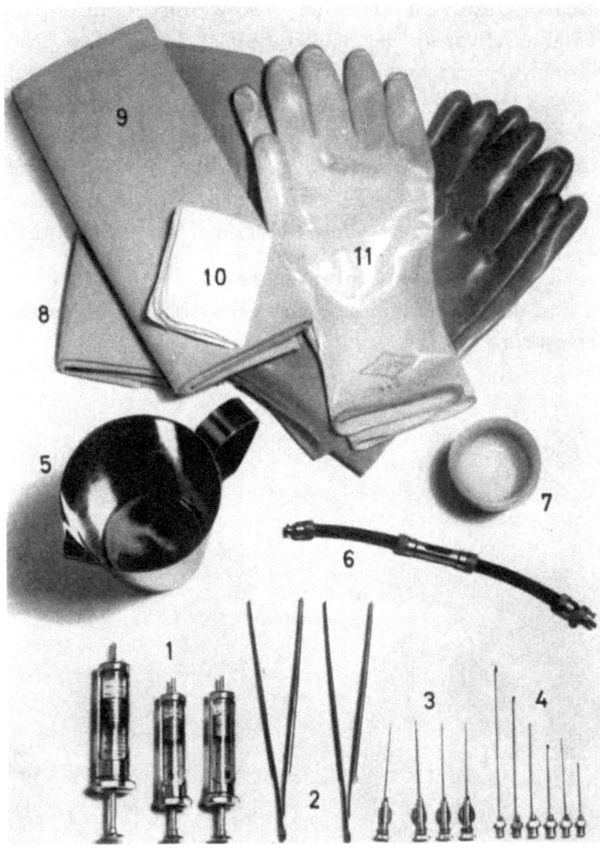

Abb. 34. Angiographietischchen

1 Rekordspritzen
2 anatomische Pinzetten
3 Angiographienadeln
4 Injektionsnadeln
5 Mensur
6 Angiographieansatzstück
7 Schälchen für die Lokalanästhesie
8 Schlitzkompresse
9 Kompresse
10 Tupfer
11 Gummihandschuhe

Außerdem muß immer der Narkoseapparat vorbereitet sein.

Der Eingriff erfolgt in Narkose.

Der Patient wird auf dem Rücken liegend angiographiert. Die vordere und seitliche Halspartie wird mit Benzin, Alkohol und Merfen gereinigt. Nun sticht der Arzt, behandschuht, zwischen dem Musculus sternocleidomastoideus und dem Kehlkopf mit der Angiographienadel durch die Haut in die Arteria carotis. Die Schwester reicht dem Arzt das Ansatzstück, wenn stoßweise hellrotes Blut aus der Nadel austritt. Das Ansatzstück wird mit etwa einer halben Drehung an der Nadel befestigt. Nun wird sofort eine Spritze mit physiol. Kochsalzlösung (Achtung Luft!) mit dem anderen Ende des Ansatzstückes verbunden. Es wird fortlaufend langsam Kochsalzlösung eingespritzt, damit die Nadel durchgängig bleibt. Wenn der Patient richtig gelagert ist und die Vorbereitungen zur Röntgenaufnahme getroffen sind, werden 5 ccm Novocain 1 %ig ohne Adrenalin in die Arteria carotis eingeführt und dann werden unter Druck 12 ccm des Kontrastmittels eingespritzt und die Röntgenaufnahmen gemacht. Die Kanüle bleibt so lange in der Schlagader liegen und es wird so lange Kochsalzlösung eingespritzt, bis die Röntgenaufnahmen entwickelt sind. Dann wird eine Röntgenserie in einer zweiten Ebene, ebenfalls nach Einführen von 12 ccm Kontrastmittel, durchgeführt. Wenn die Röntgenbilder gut sind, wird die Nadel entfernt. Die Punktionsstelle der Arterie wird 10 Minuten mit einem Tupfer komprimiert. Darüber kommt ein Leukoplastverband.

b) Enzephalographie

Vorzubereiten sind das Lumbalpunktionsbesteck (Abb. 35), 1 Spritze 20 ccm, 2%iges Novocain mit Adrennalin.

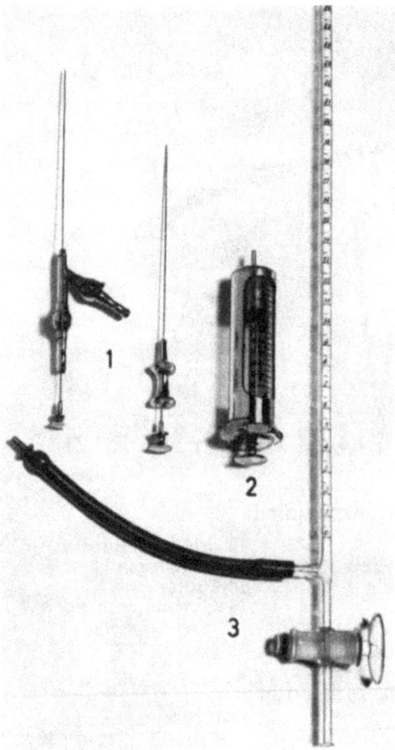

Abb. 35. Lumbalpunktionsbesteck

1 Lumbalpunktionsnadeln mit eingepaßtem Mandrin
2 Rekordspritze 10 ccm
3 Steigrohr mit Zweiweghahn

Der Patient wird in sitzender Stellung subokzipital oder lumbal punktiert. Der Liquor wird abgelassen, die Luft, die in diesem Falle als Kontrastmittel wirkt, schlürft von selbst in den Liquorraum oder wird mit einer Spritze eingeführt. Dann wird die Nadel entfernt und es werden die typischen Röntgenaufnahmen gemacht. Auf die Punktionsstelle kommt ein Leukoplastverband.

c) Ventrikulographie

Dem Patienten sollen nach Möglichkeit alle Haare vom Schädel entfernt werden. Die Lagerung erfolgt entweder halbsitzend oder in Bauchlage.

Vorzubereiten ist ein Nahttischchen. Dieses wird ergänzt durch:

1 kleines Skalpell
4 Kaspar-Klemmen
6 Mosquitoklemmen
6 Wäscheklemmen
1 Raspatorium
2 Durahäkchen
1 Rekordspritze 20 ccm
2 Cushing-Nadeln
1 Mensur mit 9‰iger Kochsalzlösung.

Außerdem sind ein Desouttertischchen mit Kugelfräsen und ein Diathermieapparat zu richten.

Die zu operierende Stelle wird mit Benzin, Alkohol und Merfen gereinigt und mit sterilen Tüchern abgedeckt. In der Nähe der Lambdanaht, zwei Querfinger von der Mittellinie, erfolgt der Hautschnitt. Blutstillung mit Klemmen. Abschieben des Periosts mit dem Raspatorium. Unter ständigem Spülen mit Kochsalzlösung wird der Knochen mit der Kugelfräse bis zur Dura durchbohrt. Die Dura wird mit einem kleinen Skalpell sternförmig inzidiert. Mit Diathermie und Pinzette wird die darunterliegende Hirnrinde in punktförmigem Bereich koaguliert. Es folgt das Einführen der CUSHING-Nadel in Richtung auf die Nasenöffnung und parallel zur Sagittalebene. Der Kopf des Patienten wird gesenkt und der Liquor kann abfließen. Mit Hilfe einer Spritze wird Luft in den Ventrikel eingeführt und in diesem Zustand wird die Röntgenaufnahme gemacht. Nach der Entfernung der Nadel erfolgt der Wundverschluß.

d) Probetrepanation

Die Kopfhaare des Patienten müssen gründlich entfernt werden. Der Patient wird in Rückenlage auf dem Operationstisch gelagert.

Vorzubereiten sind:

Weichteilkorb
Schädeltasse, dazu kommen noch:
20 Kaspar-Klemmen
10 Wäscheklemmen
1 Spritze 20 ccm
Kochsalzlösung 9‰ig
Desouttertischchen mit zwei Kugelfräsen
Saugapparat
Diathermieapparat
Hirnwatte und Knochenwachs.

Nach der chirurgischen Reinigung der Haut wird das Operationsgebiet steril abgedeckt.

Vor und hinter dem Ohr werden Bohrlöcher an beiden Seiten angelegt. Man geht folgendermaßen vor: Mit dem Skalpell werden alle Schichten der Kopfschwarte und das Periost durchtrennt. Mit dem Raspatorium wird das Periost vom Knochen abgeschoben. Hierauf erfolgt eine exakte Blutstillung mit KASPAR-Klemmen. Die Klemmen werden mit einem offenen Tupfer fixiert, der durch die Griffe gezogen wird. Die Wundränder werden mit Abdecktüchern abgedeckt und diese durch Nähte befestigt. Ebenso werden die auf den Tupfer gefädelten KASPAR-Klemmen in der Umgebung befestigt.

Die Wunde wird mit zwei scharfen Haken oder einem Wundspreizer auseinandergehalten. Der Operateur beginnt die Trepanation am Knochen mit Desoutter und Kugelfräse, er durchbohrt das knöcherne Schädeldach bis dicht zur Dura mater. Während dieses Vorganges kühlt die zweite Assistenz die rotierende Fräse und den Knochen mit Kochsalzlösung ab. Die restlichen Knochenteilchen werden mit einem dem Bohrlumen entsprechenden Luer abgeknabbert. Blutungen im Bohrloch werden mit Wachs gestillt. Ist unter der Dura oder darüber kein Hämatom zu sehen, werden die Klemmen abgenommen und Blutungen mit Diathermie gestillt. Die Kopfwunde wird mit subkutanen Nähten und Hautnähten (Perlon 000) verschlossen.

e) Hirnpunktion

Im Anschluß an eine Probetrepanation kann eine Hirnpunktion vorgenommen werden.

Der Patient wird wie zu einer Trepanation vorbereitet. Ebenso die Instrumente, doch werden dann noch eine CUSHING-Nadel und eine 20-ccm-Spritze benötigt.

Die CUSHING-Nadel wird in das Gehirn vorgeschoben, flüssigkeitsgefüllte Höhlen werden diagnostiziert und abgesaugt.

2. Impressionsbrüche

a) Geschlossene Impressionsbrüche

Der Patient wird wie zur Probetrepanation vorbereitet.

An Instrumenten sind zu richten:

Weichteilkorb
Schädeltasse
Desoutertischchen.

Es erfolgt der Hautschnitt mit Skalpell und chirurgischer Pinzette bis zum Periost. Abschieben desselben mit dem Raspatorium. Blutstillung mit KASPAR-Klemmen und Abdecken des Operationsgebietes mit Abdecktüchern. Dann werden entsprechend der Größe des Schnittes scharfe Haken eingesetzt. Ist die Impressionsfraktur gesplittert, werden die kleinen Knochenspäne mit der chirurgischen Pinzette und eventuell Schere entfernt. Das große Impressionsstück wird mit dem Elevatorium gehoben und allenfalls mit zwei Bohrdrähten (0,8—1,0 mm stark) fixiert. Abnahme der Klemmen und Wundverschluß.

Manchmal muß das Heben von einem Bohrloch aus erfolgen, wenn man durch die Fraktur nicht an die Innenseite des Schädels gelangt.

b) Offene Impressionsbrüche

Die offene Impression wird wie die geschlossene behandelt mit der Ausnahme, daß:

1. durch die primäre Wunde eingegangen wird,
2. diese exakt ausgeschnitten und gereinigt werden muß,
3. die Fraktur gewöhnlich nicht mit Bohrdrähten fixiert wird.

c) Osteoplastische Trepanation

Die Vorbereitung des Patienten und der Instrumente erfolgt wie bei der Probetrepanation.

Nach dem Hautschnitt mit Skalpell und chirurgischer Pinzette wird die Abdeckung mit starken, scharfen Nadeln am Wundrand des Operationsfeldes mit Perlon 00 angenäht. Die Gefäße werden mit Gefäßklemmen abgeklemmt. Um die Blutung aus dem Wundrand zu beherrschen, werden Klemmen im Abstand von 1—2 cm an der Galea befestigt und nach außen umgeschlagen. Die Ringe der Klemmen werden auf einem Gazetupfer aufgefädelt, so daß immer 5—15 Klemmen in einem aufgereiht werden. Der Knochen wird durch Abschaben des Periosts mit dem Raspatorium freigelegt. Hernach werden die Bohrlöcher mit der Kugelfräse mittlerer Größe gesetzt. Nun wird ein Sondenblatt von einem Bohrloch zum anderen eingeführt. Dieses Sondenblatt ist mit einem Häkchen versehen, an welchem die Gigli-Säge eingehängt wird. Durch weiteres Vorziehen der Blattsonde wird die Gigli-Säge unter dem Knochen durchgeführt. Dann wird in jedes Öhr der Gigli-Säge ein Handgriff eingehängt und der Knochen zwischen zwei Bohrlöchern schräg durchsägt. Dieses Manöver wird so oft wiederholt, bis der Knochenlappen umschnitten ist. Das Sondenblatt bleibt liegen, um die Dura zu schützen. Manchmal wird der Knochen zwischen den Bohrlöchern mit der Dahlgren'schen Zange durchtrennt. Der Knochenlappen wird herausgehoben und feucht aufbewahrt. Zur Entfernung des subduralen Hämatoms wird ein Teil der Dura mit der Duraschere und dem feinen Durahäkchen eröffnet, das Hämatom abgesaugt und die Blutung mit Diathermie gestillt. Zur Naht der Dura verwendet man einen feinen Nadelhalter, zarte Nadeln und Perlon 000 oder Supramid extrafein, schwarz. Wenn ein epidurales Hämatom vorhanden ist, wird es ebenfalls abgesaugt und die Blutung gestillt. Hierzu können außer der Verschorfung der Gefäße mit Diathermie auch Spongostan oder Umstechungen verwendet werden. Dann werden die unregelmäßigen Knochenränder mit dem Luer abgezwickt und die blutende Diploe wird mit etwas Wachs verstopft. Nun wird das vorerst abgehobene Knochenstück mit Kochsalzlösung gereinigt und in seine alte Lage eingesetzt. Zur Fixation des Knochens können auch einige Bohrdrähte verwendet werden. Anschließend werden mit runder, mittlerer Nadel und Perlon 000 subkutane Nähte und mit Hautnadeln und Perlon 000 die Hautnähte gesetzt.

d) Osteoklastische Trepanation

Die osteoklastische Trepanation gestaltet sich wie die osteoplastische Trepanation, doch mit dem Unterschied, daß der entfernte Knochenteil nicht mehr eingesetzt wird, weil dies entweder infolge mehrerer Frakturen desselben nicht mehr möglich ist oder weil der Knochen zur Entlastung des Gehirns wegbleiben soll. (Bei der osteoklastischen Trepanation erfolgt die Wegnahme des Knochens meistens mit dem Luer). Bei diesen Patienten wird später in der Regel eine Schädeldachplastik gemacht.

3. Epiduralhämatom

Die Vorbereitung des Patienten und der Instrumente erfolgt wie bei der Trepanation.

Nach Abheben des Knochenlappens wird das vorhandene Epiduralhämatom mit dem Hirnsauger ausgeräumt, d. h. abgesaugt. Koagula entfernt der Operateur mit Hirnwatte, Durapinzette und Elevatorium. Sodann kann die Blutstillung durch Koagulation oder Umstechungen mit Supramid extrafein (schwarz) und sehr zarten, runden Nadeln vorgenommen werden. Es folgt manchmal das Wiedereinsetzen des Knochenlappens. Die Wunde wird in Schichten verschlossen.

4. Subduralhämatom

Die Vorbereitung des Patienten und der Instrumente erfolgt wie bei der Trepanation.

In der Regel werden eine 4 cm große und zwei oder drei kleine Trepanationslücken angelegt. Osteoklastisches Vorgehen.

Nach Freilegung der Dura wird diese mit einem Tenotom sternförmig eröffnet, die Dura mit Durapinzetten oder -häkchen auseinandergehalten und das darunter befindliche Hämatom mit dem Hirnsauger abgesaugt. Die Dura wird mit den Zipfeln an das Periost oder an den Muskeln des Schädels durch Nähte befestigt. Nach Spülung mit Kochsalzlösung wird ein Drain eingelegt und die Weichteile werden in Schichten verschlossen.

Beim chronischen Subduralhämatom ist es manchmal notwendig, einen großen Knochenlappen temporär aufzuklappen und die Dura breit zu eröffnen, um die Membran zu entfernen und damit ein Rezidiv zu verhindern.

5. Operationen am Hirn

Die Vorbereitung des Patienten und der Instrumente erfolgt wie zur Trepanation.

Operationen am Hirn werden in der Unfallchirurgie vor allem bei Blutungen und bei Hirnquetschungen vorgenommen.

Nach Eröffnung der Dura werden gequetschte Hirnmassen oder Hämatome mit einem Glassauger oder Hirnsauger abgesaugt. Die Blutstillung erfolgt mit Spongostan oder Muskelstückchen, die in der Form entsprechend großen Streifen gereicht werden. Blutungen aus großen Gefäßen werden durch Koagulation oder mit Silberklippes zum Stehen gebracht. Mit dem Sauger werden die gequetschten und erweichten Hirnmassen entfernt. Wenn die Quetschungsherde klein sind, wird die Dura meistens wieder durch Naht verschlossen. Wenn große Quetschungsherde oder ein Bluterguß im Hirn selbst entfernt wurden, bleibt die Öffnung in der harten Hirnhaut offen, damit das Hirn, welches mitunter stärker anschwillt, Platz zum Ausweichen hat (subtemporale Entlastung). Dann wird je nach Lage des Falles der Knochen zurückversetzt oder in der Knochenbank steril aufbewahrt, mitunter auch weggegeben.

6. Liquorfisteln

Die Vorbereitung erfolgt wie bei der Trepanation.

Die Liquorfisteln, die chirurgisch verschlossen werden müssen, liegen in der vorderen Schädelgrube. Da durch diese Fisteln eine Verbindung des Schädelinnenraumes mit den Nebenhöhlen und damit zur Außenwelt besteht, ist die Gefahr der Infektion erfahrungsgemäß groß. Deshalb müssen diese Fisteln verschlossen werden.

a) Bei **extraduralem** Vorgehen wird der Riß an der Außenseite der harten Hirnhaut dargestellt und mit Supramid extrafein oder Perlon 000 genäht. Dann löst der Operateur vom frontal gestielten Weichteillappen einen Periostlappen ab, der in der Höhe der Augenbrauen breit gestielt ist. Dieser Lappen wird in die vordere Schädelgrube gelegt, um die Naht zu sichern und die Nebenhöhlen abzudecken. Wenn die Stirnhöhle nur eine kleine Öffnung aufweist, wird sie belassen. Wenn die Stirnhöhle zertrümmert oder infiziert ist, dann werden die Hinterwand und die ganze Schleimhaut der Stirnhöhle entfernt.

b) Bei **intraduralem** Vorgehen wird die harte Hirnhaut eröffnet und der Längsblutleiter zwischen zwei Unterbindungsfäden durchschnitten. Man kann dabei die Öffnung in der Dura mit einem Teil der Falx cerebri bzw. der Dura der Crista galli decken. Mit Hilfe von Pinzette, Schere, Skalpell und Dissektor wird ein entsprechender Duralappen präpariert und über dem Defekt vernäht (die hierzu verwendeten Instrumente sollen sehr zart und genügend lang sein). Die Dura wird wasserdicht genäht. Nach der Blutstillung werden die Knochen zurückversetzt und die Weichteile in Schichten genäht.

7. Schädeldachplastik

Der Patient wird entsprechend auf dem Operationstisch gelagert. Anlegen der Diathermiekathode. Chirurgische Reinigung des Operationsgebietes und Abdeckung desselben mit sterilen Tüchern.

Im Arbeitsunfallkrankenhaus Linz werden meistens kältekonservierte Schädelknochen von frischen Leichen verwendet. Die Knochenstücke werden steril entnommen und steril aufbewahrt.

An Instrumenten sind vorzubereiten:

1. Weichteilkorb
+ 30 Kaspar-Klemmen
+ 10 Wäscheklemmen

2. Schädeltasse

3. Spantischchen

4. Desouttertischchen

5. Sonstiges:
Glassauger

Schädelsauger, gebogen (Abb. 36)
Diathermieapparat zur Verschorfung

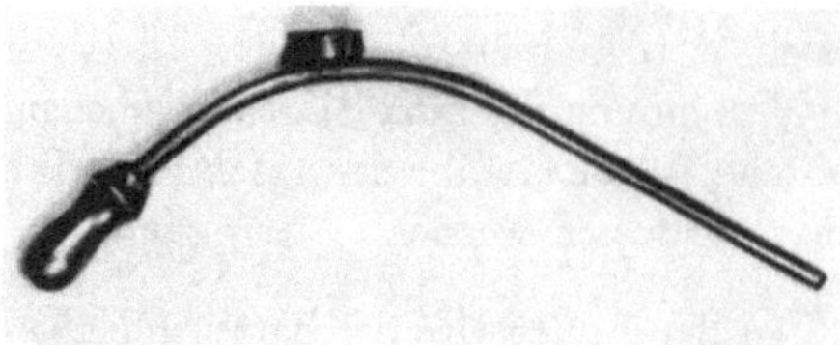

Abb. 36. Schädelsauger, gebogen

wenn vorhanden, oszillierende Stryker-Säge (Abb. 37)
Wattetupfer
Mensur für 9‰ige Kochsalzlösung
durchsichtige Folie aus Batist oder Kunststoff.

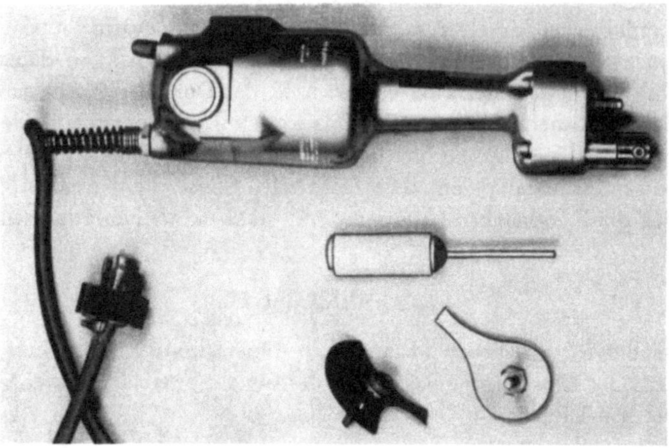

Abb. 37. STRYKER-Säge
Außer den beiden dargestellten Sägeblättern gibt es noch eine große Anzahl anderer Sägeblätter und Trepane, die mit der oszillierenden Einheit verbunden werden können

Die Schädelhaut wird bis zum Periost mit einem mittelgroßen Skalpell durchtrennt. Die Blutstillung erfolgt mit KASPAR- oder KOCHER-Klemmen, die am Wundrand an der Galea befestigt werden und die dann bündelweise mit einem offenen Tupfer zusammengehalten und mit einer Wäscheklemme an der Abdeckung fixiert werden. Der Rand des Knochendefektes wird mit ganz zarten Instrumenten wie Freer, Präparierschere und chirurgischer Pinzette von der anhaftenden Dura mater und den bindegewebigen Verwachsungen vorsichtig gelöst und mit einer Kugelfräse oder der STRYKER-Säge angefrischt. Um dabei die Dura nicht zu verletzen, wird zum Schutz zwischen diese und den Knochen ein Hirnspatel oder Blech geschoben. Nach diesem Zeitpunkt wird an der Größe des Defektes des Knochens nichts mehr geändert, es kann also eine Folie aus Batist oder Kunststoff aufgelegt und dem Lochrand entlang ausgeschnitten werden.

Der in einem Schraubstock eingespannte entsprechend gewölbte Knochenspan kann, nachdem die genaue Größe durch die Folie festgelegt wurde, mit einer Kreissäge ausgeschnitten werden (zur bakteriologischen Untersuchung werden zwei kleine Spanstückchen abgetrennt und in Bouillonröhrchen gegeben). Die kantigen Ränder des Ersatzknochens werden mit der Kugelfräse geglättet und der Span in den Defekt genau eingepaßt. Die Fixation erfolgt mit Bohrdrähten (0,8–1 mm stark). Eventuelle Unebenheiten an den Kanten des Knochens werden mit der Feile ausgeglichen. Vor Verschluß der Schädelschwarte werden die Kaspar-Klemmen abgenommen und blutende Gefäße durch Elektrokoagulation verschorft. Es werden subkutane Nähte mit Perlon 000 oder Katgut und Hautnähte mit Perlon 000 gesetzt. Eventuell wird ein subkutanes Laschendrain eingelegt. Darauf kommt ein Tubegauze-Verband, der das Operationsgebiet mild komprimiert. Damit der Druckverband keine Schmerzen erzeugt, müssen die Ohren in Watte gepackt werden. Die Fixation erfolgt mit einer Stärkebinde.

II. Operationen am Hals

1. Luftröhrendurchtrennung

Die Vorbereitung des Patienten und der Instrumente erfolgt wie bei der Tracheotomie.

Die Schnitt- oder Stichwunde wird gereinigt. Der Stichkanal wird verfolgt und mit Präparierschere und chirurgischer Pinzette von eventuellen Verunreinigungen befreit. Mit stumpfen Haken hält der Assistent die Wundränder auseinander, manches Mal auch die Thyreoidea mit einem Muskel- oder Langenbeck-Haken zur Seite. Ist man bis zur eröffneten Trachea vorgedrungen, wird diese mit Perlon 00 und runden Nadeln zusammengenäht (sperrbarer Nadelhalter sehr günstig). Subkutis und Haut werden mit Perlon 000 verschlossen. Darüber kommt ein steriler Verband.

2. Tracheotomie

Siehe Seite 62.

III. Wirbeloperationen

1. Reposition von verhakten Brüchen oder Verrenkungen

Der Patient wird auf dem Bauch gelagert. In den meisten Fällen wird ein Zug angelegt, und zwar bekommt der Patient um die Fußknöchel und über den Rücken durch beide Axillen je einen Gurt mit je einer Federwaage.

Vorzubereiten sind: Weichteilkorb, ergänzt durch:

2 lange Präparierscheren
10 Gefäßklemmen
2 lange chirurgische Pinzetten
2 lange anatomische Pinzetten
1 langen Nadelhalter
2 lange Freer
2 lange Raspatorien
1 Rippenspreizer
Selbsthalter, verschiedene Größen

und der Knochenkorb mit Drahtnaht, ergänzt durch (Abb. 38):

1 großen Luer
1 Apophysenhohlmeißelzange (Schnabelluer)
1 Hypophysenhohlmeißelzange
1 Hemilaminektomiestanze
2 Hayek-Stanzen
1 gebogenen Hirnspatel
Flachmeißel in allen Breiten.

Außerdem sind der Diathermieapparat, der Saugapparat und Spongostan vorzubereiten.

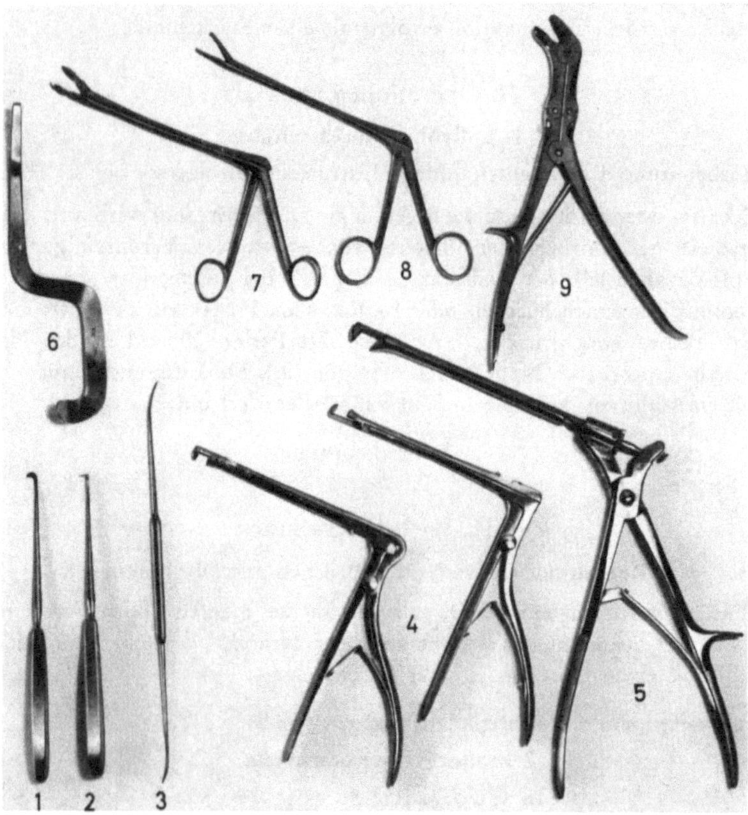

Abb. 38. Spezialinstrumente für Operationen an der Wirbelsäule

(Wirbelverrenkungen, Nukleuspulposushernie, Herdausräumung bei Tuberkulose)

1 Konchotom
2 Flavotom
3 Freer
4 obere und untere Hayek-Stanze
5 Hemilaminektomiestanze
6 gebogener Hirnspatel
7 Hypophysenhohlmeißelzange
8 gebogene Klemme nach Hartmann
9 Apophysenhohlmeißelzange (Schnabelluer)

Für die Operation werden diese Instrumente zusätzlich zum Weichteilkorb und Knochenkorb vorbereitet

Der Hautschnitt erfolgt über der Bruchstelle mit Skalpell und chirurgischer Pinzette. Die Wunde wird mit großen, scharfen Haken auseinandergehalten und das Periost mit dem Raspatorium vom Knochen abgeschoben. Zum weiteren Freilegen des Wirbels wird ein breiter Flachmeißel verwendet. Es erfolgt die Abdeckung der Wunde mit zwei Abdecktüchern, die entweder mit Wäscheklemmen oder durch Annähen an die Wundränder befestigt werden. Dann wird ein Zug von etwa 5—50 kg angewendet und damit der Operateur beim Reponieren unterstützt. Der Operateur selbst reponiert, indem er ober- und unterhalb der Frakturstelle einen Knochenhaken einsetzt. Die oft sehr kantigen Frakturränder beziehungsweise die verhakten Gelenkfortsätze werden mit einem Luer abgeknabbert. Zur Fixation kann eine Drahtumschlingung angelegt werden. Zum Abschluß erfolgt Blutstillung mit Diathermie. Die einzelnen Schichten werden mit Perlon 00 und die Haut mit Perlon 000 genäht.

2. Laminektomie

Der Patient wird in Bauch- oder Seitenlage gebracht, mit gebeugten Hüft- und Kniegelenken.

Vorzubereiten sind die gleichen Instrumente wie bei der Reposition, doch kommen noch scharfe Löffel in allen Größen dazu. Diese werden zum Ausräumen eines eventuell bestehenden Hämatoms gebraucht. Die Dornfortsätze werden mit einem gewinkelten Liston entfernt.

Die Operation selbst erfolgt wie bei der Reposition eines Wirbelbruches.

3. Nukleushernie

Der Patient wird auf die Seite gelagert, die der kranken gegenüberliegt. Die Beine sind in Hüfte und Knie zirka 60 Grad gebeugt, so daß ein sog. „Katzenbuckel" entsteht. Sie müssen gut fixiert werden.

Vorzubereiten sind die gleichen Instrumente wie bei der Reposition, doch dazu kommen noch:

scharfe Löffel in allen Größen

1 Konchotom

1 Flavotom

1 gebogene Klemme nach Hartmann.

Der Beginn der Operation ist wie bei der Reposition. Ist der Operateur bis zum Wirbel vorgedrungen, wird der hintere Bogenanteil der befallenen Seite zwischen Dornfortsatz und Gelenkfortsatz entfernt (Hemilaminektomie). Dazu werden der Luer, die Hemilaminektomiestanze und die obere und untere Hayek-Stanze gebraucht. Anschließend wird mit dem Konchotom, der kniegebogenen Klemme und dem scharfen Löffel die Bandscheibe entfernt. Alle entfernten Teile kommen in ein Präparateglas. Es erfolgt die Blutstillung mit Diathermie und Spongostan. Abschließend wird die Wunde mit Perlon 000 verschlossen.

4. Spanversteifung

Der Patient wird auf dem Bauch gelagert.

Vorzubereiten sind die gleichen Instrumente wie bei der Reposition. Außerdem ist noch ein Spantischchen zu richten.

Der erste Operationsakt, also die Freilegung der hinteren Wirbelanteile (Dornfortsätze und Wirbelkörper), geht wie bei der Reposition vor sich. Dann wird auf dem Spantischchen der Bankspan vorbereitet. Seine Länge wird mit dem Zirkel genau gemessen. Der Span wird nun über den Dornfortsätzen und dem hinteren Bogenanteil subperiostal angelagert, unter Umständen zum festeren Sitz in den oberen und unteren Dornfortsatz eingefalzt. Nach genauer Blutstillung mit Diathermie oder Spongostan werden Schichtnähte, wie bereits beschrieben, gemacht.

5. Herdausräumung bei Tuberkulose

Diese Operation wird ähnlich wie die einer Nukleushernie durchgeführt. Eventuell wird noch eine Spanversteifung gemacht.

In die ausgeräumte Höhle kommen Spongiosaspäne, 3 Gramm Tuberkulostatikum Ro 2 — 4969, 200 000 Einheiten Penicillin und 1 Gramm Streptomycin, die mit etwas 9‰iger Kochsalzlösung zu einem Brei verrührt wurden. Meistens wird dann noch ein Instillationsdrain eingeführt.

IV. Thoraxoperationen

1. Herzmassage, offen

Siehe Seite 61.

2. Brustkorbextension

Die Brustkorbextension wird am im Bette liegenden Patienten vorgenommen.

Diese Behandlungsmethode wird dann angewendet, wenn der Brustkorb eingedrückt ist und wenn die Atembewegungen der Brustkorbwand in verkehrter Weise erfolgen, so daß durch diese sog. paradoxe Atmung der ausreichende Luftaustausch behindert wird.

Vorzubereiten ist an Instrumenten folgendes (Abb. 39): 1 Nahttischchen, ergänzt durch:

Drahtnaht, Draht 0,7—0,8 mm stark
2 Drahtumführungsnadeln
1 Zwickzange
1 Parallelzange
2 Extensionshaken
2 Raspatorien
1 Freer
1 Paar vierzinkige, scharfe Häkchen
1 Rippenapproximator
2 Rippenraspatorien.

Außerdem sind zu richten:

Gewichte, ½—1 kg
1 Flachzange
Schnur
Gummischläuche.

Nach der chirurgischen Reinigung der Haut werden das Sternum oder die Rippen mit Skalpell und chirurgischer Pinzette freigelegt. Die Blutstillung erfolgt mit Klemmen. Mit dem Raspatorium wird das Periost abgeschoben und mit der Drahtumführungsnadel eine Drahtumschlingung angelegt. Die Drahtenden bleiben lang, da sie durch die mit Perlon 000 genähte Haut herausragen müssen. Es wird eine Schlinge für den Extensionshaken gebildet, an den die Gewichte mit der Schnur angehängt werden.

Diese Extension kann auch durch eine kleine Eröffnung der Haut durchgeführt werden, indem ein- oder beiderseitig Drahtumschlingungen im Bereich der unteren Rippen angelegt werden. Daran wird ein Gummischlauch befestigt, der am Krankenheber oder am Extensionsbalken befestigt wird, so daß diese Extension einen bestimmten Zug ausübt.

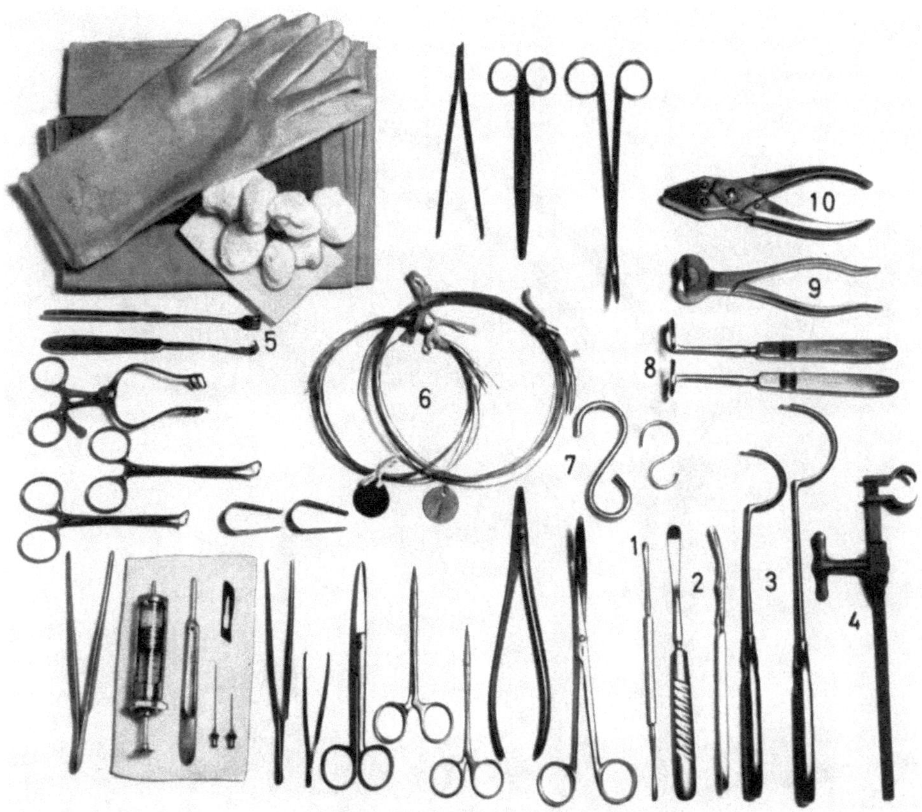

Abb. 39. Tischchen zur Brustkorbextension

Nahttischchen, ergänzt durch:

1 Freer
2 Raspatorien
3 Drahtumführungsnadeln
4 Rippenapproximator
5 vierzinkige, scharfe Häkchen
6 Draht
7 Extensionshaken
8 Rippenraspatorien
9 Zwickzange
10 Parallelzange

3. Pleurapunktion

Der Patient bleibt im Bett, der Oberkörper wird erhöht und von der Schwester gestützt.

Vorzubereiten ist ein steril gedecktes Tischchen, darauf kommen (Abb. 40):

1 Rotandaspritze oder 20-ccm-Spritze
1 Dreiweghahn
1 10-ccm-Spritze
3 Injektionsnadeln, und zwar:
1 subkutane und
2 intramuskuläre, davon 1 dicke Nadel

1 Klemme
1 Schälchen mit Lokalanästhesie:
2%iges Novocain mit Adrenalin
1 Mensur für das Punktat
Tupfer.

Außerdem sind zu richten:
Alkohol, Jod, Hansaplast.

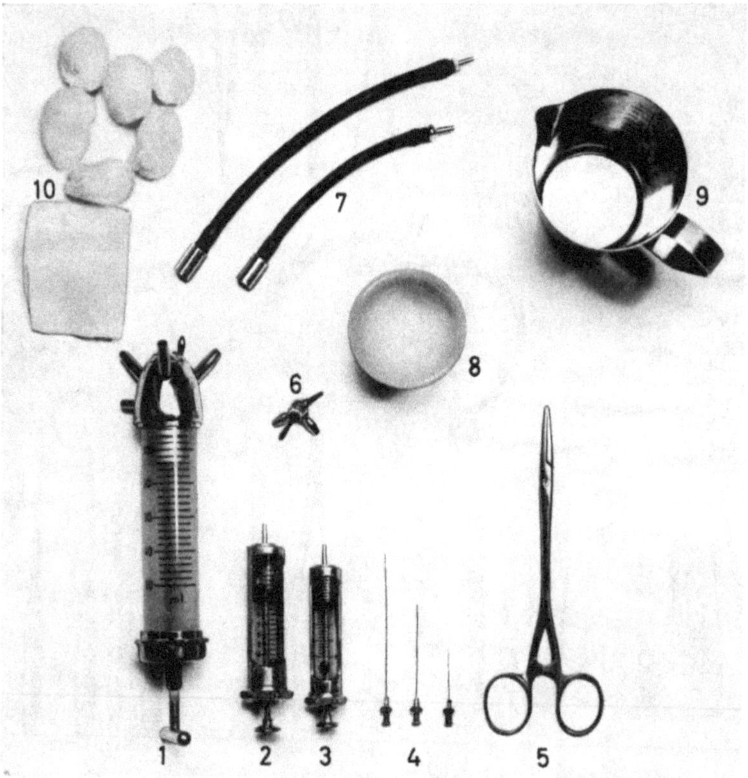

Abb. 40. Tischchen zur Pleurapunktion

1 Rotandaspritze
2 Rekordspritze 20 ccm
3 Rekordspritze 10 ccm
4 Injektions- und Punktionsnadeln
5 Klemme
6 Dreiweghahn
7 Ansatzteile zur Rotandaspritze
8 Schälchen für die Lokalanästhesie
9 Mensur
10 Tupfer

4. Gedeckte Thorakotomie

Der Patent liegt mit erhöhtem Oberkörper im Bett.

Auf ein steril gedecktes Tischchen ist folgendes vorzubereiten (Abb. 41):

Lokalanästhesie
1 Skalpell
1 chirurgische Pinzette
1 Schere
1 Nadelhalter
1 eingefädelte Nadel
1 Trokar
1 Gummidrain oder Poliäthylenschlauch, welche in das Lumen des Trokars passen.

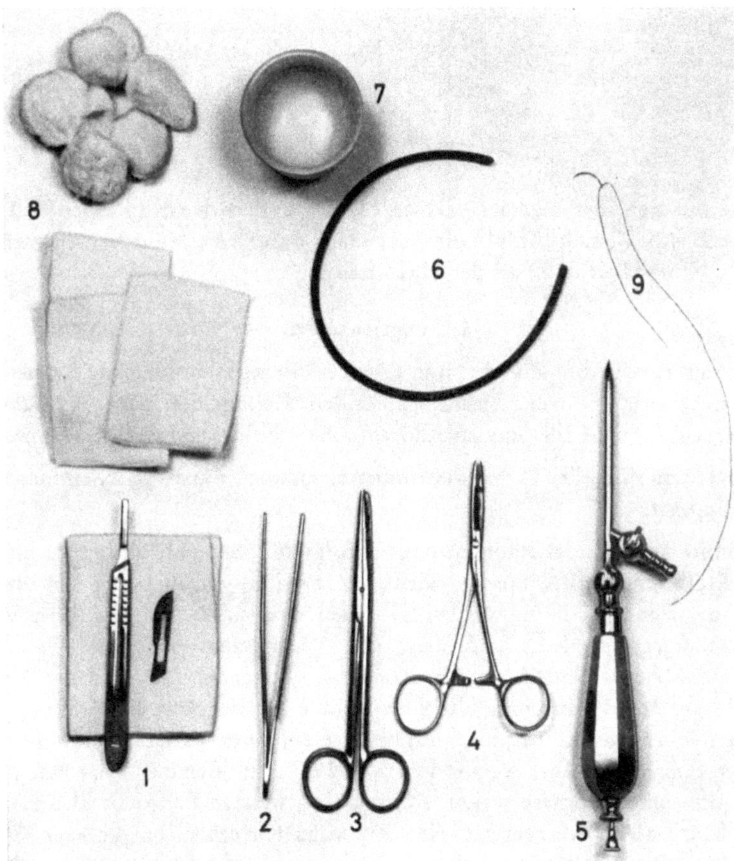

Abb. 41. Tischchen für die gedeckte Thorakotomie

1 Skalpell
2 chirurgische Pinzette
3 spitzstumpfe Schere
4 Nadelhalter
5 Trokar
6 Gummidrain
7 Schälchen für die Lokalanästhesie
8 Tupfer
9 eingefädelte Nadel

Nachdem zum besseren Einführen des Trokars mit dem Skalpell ein kleiner Hautschnitt gemacht wurde, wird an das Drain des Trokars ein Saugsystem angeschlossen. Dieses besteht aus zwei Kochsalzkolben, die mit gut dichtenden Gummistöpseln verschlossen sind, durch die zwei Glasröhrchen mit Gummischläuchen laufen. Der eine

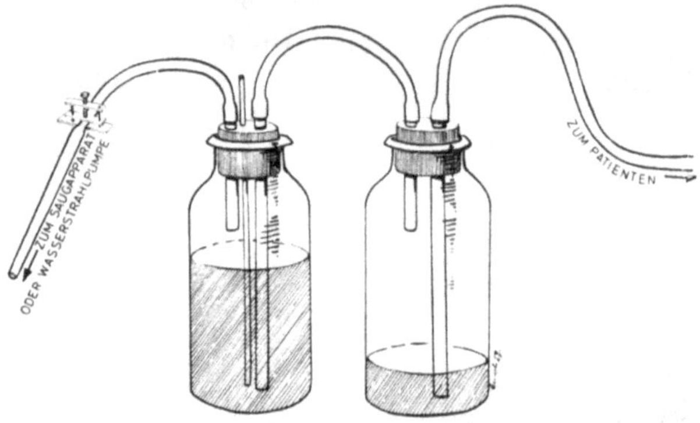

Abb. 42. Saugsystem

Schlauch ist mit dem des Trokars verbunden, der andere wird an einen Sauger angeschlossen (Abb. 42). Zum Abschluß wird die Haut durch eine Naht verschlossen und der Gummischlauch mit Perlon 00 an der Haut fixiert.

5. Lungenwunden

Besteht nur eine leichte Blutung mit geringer Blutansammlung im Rippenfellraum, wird vorerst versucht, sie medikamentös zu stillen. Gelingt dies nicht, muß der Patient operiert werden. Er wird zur Standardthorakotomie seitlich gelagert, die Haut gereinigt.

Vorzubereiten sind die Thoraxinstrumente, ergänzt durch 10 Klemmen, und der Diathermieapparat.

Der Schnitt zur Standardthorakotomie erfolgt mit Skalpell und chirurgischer Pinzette. Zur Eröffnung des Brustkorbes wird eine Inzision vom Brustbein bis zum Erector trunci gemacht. Zur Blutstillung werden Klemmen verwendet. Dann wird der Wundrand mit Abdecktüchern abgedeckt und diese mit Wäscheklemmen fixiert, eventuell mit Perlon 0 und Martin-Nadeln an den Wundrand angenäht. Es wird der Muskel mit Schere und Pinzette durchtrennt, blutende Gefäße werden mit Klemmen gefaßt und mit Diathermie verschorft. Anschließend wird die Pleura parietalis mit Skalpell und chirurgischer Pinzette eröffnet, es werden zwei Peritonealklemmen angelegt, die Pleura wird mit spitzstumpfer Schere weiter eröffnet und weitere Peritonealklemmen werden angelegt. Manchmal ist es angezeigt, eine Rippe zu entfernen, um besseren Zugang zu erhalten. Nun wird der Rippenspreizer eingesetzt und nachgesehen, wie groß die Verletzung ist. Ist eine kleine Zerreißung der Lunge vorhanden, so wird sie mit Katgut 00–0 übernäht. Die Pleura wird mit Perlon 00, runden Nadeln und Knopfnähten genäht. Ein genügend dickes Gummidrain mit seitlicher Öffnung, das eine Länge von etwa 25 ccm aufweist, wird in den Sinus phrenico costalis gelegt und schräg nach hinten in der hinteren Axillarlinie herausgeleitet (Abb. 43). Es folgt ein schichtweiser Verschluß mit Perlon 00. Die Haut wird entweder fortlaufend mit Draht und gerader Nadel oder mit Perlon 00 und runder Nadel genäht. Über den Wundverband kommt eine Laparotomiebinde.

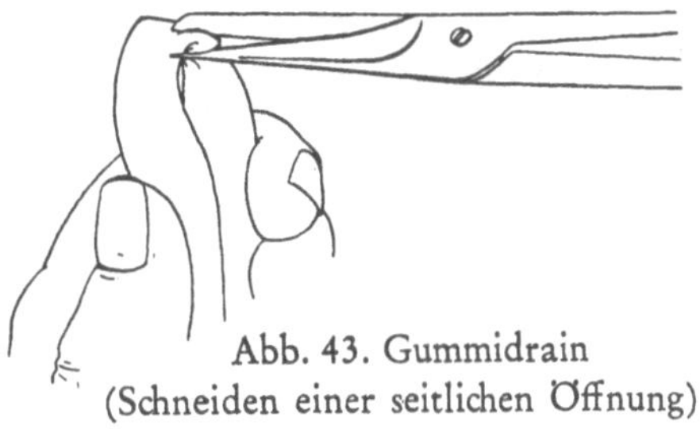

Abb. 43. Gummidrain (Schneiden einer seitlichen Öffnung)

6. Lungenresektion

Ist die Verletzung ausgedehnter, müssen Lungenteile entfernt werden. Dies kann bei Zerreißung des Lungenrandes vorkommen. In diesem Fall ist eine keilförmige Resektion durchzuführen, wobei ein Teil des Lungengewebes mit zwei geraden Klemmen abgegrenzt und entfernt wird. Die Lungenwunde wird durch eine fortlaufende Matratzennaht und eine zusätzliche fortlaufende überwendliche Naht verschlossen. Unter Umständen kommt auch die Resektion eines Lungensegmentes oder eines Lungenlappens in Betracht.

Die Vorbereitung des Patienten erfolgt wie bei den Lungenwunden.

Es ist auch dasselbe Instrumentarium vorzubereiten.

Der Operationsgang ist bis zum Einsetzen des Rippenspreizers wie bei den Lungenwunden. Nach dem Einsetzen des Rippenspreizers werden mit der Kocher-Sonde zuerst die Arterie, dann die Vene und dann der Bronchus freipräpariert und mit dem Spitzstumpf oder Deschamps unterbunden, wozu man Perlon 00–0 verwendet. Zwischen doppelten Unterbindungen werden die Gefäße durchtrennt. Nach der Abtrennung des Bronchus kann der Lappen entfernt werden. Der Bronchus wird durch Knopfnähte, Perlon 0, verschlossen und mit Kochsalzlösung wird geprüft, ob der Verschluß dicht ist. Beendet wird diese Operation wie bei den Lungenwunden.

7. Dekortikation

Als Folge eines Hämatothorax kann sich an der Lungenoberfläche ein Belag ausbilden, der zunächst im wesentlichen aus Fibrin und geronnenem Blut besteht. Dieses Fibrin wird dann von Bindegewebszellen durchwachsen. Durch die Schrumpfung dieser Masse wird die Lunge eingeschnürt und in ihrer Atemfunktion wesentlich beeinträchtigt.

Die Vorbereitung und Lagerung des Patienten sowie die Eröffnung des Brustkorbes erfolgt wie bei der Standardthorakotomie.

An Instrumenten sind vorzubereiten:

Thoraxinstrumente
warme 9‰ige Kochsalzlösung
Diathermie- und Saugapparat.

Nach dem Einsetzen des Rippenspreizers folgt das Freipräparieren der Lunge von der Fibrinbindegewebeschichte mit Skalpell, chirurgischer Pinzette, METZENBAUM-Schere und Präpariertupfern. Blutungen werden mit Klemmen oder Umstechungen mit Katgut 000—00 gestillt. Bei offenem Thorax und Sauerstoffbeatmung darf keine Diathermie verwendet werden. Es werden auch sehr viele feuchte Kompressen gebraucht. Der Verschluß der Wunde erfolgt wie bei der Thorakotomie. Zum Schluß wird eine Saugdrainage angelegt.

8. Herzverletzungen

Der Patient wird auf dem Rücken gelagert.

Vorzubereiten sind:

Thoraxinstrumente
8 Peritonealklemmen
2 Leberspatel
6 lange Klemmen
1 lange Präparierschere
1 langer Nadelhalter
Diathermie- und Saugapparat.

Bei den Herzverletzungen handelt es sich meistens um die sog. Herzbeuteltamponade, z. B. durch eine Stichverletzung. Wird das Herz angestochen, blutet es aus dieser Stichwunde in den Herzbeutel hinein. Dadurch wird das Herz selbst zusammengedrückt. Dieser Zustand wird als Herzbeuteltamponade bezeichnet und erfordert meist eine Operation. In manchen Fällen ist es allerdings auch möglich, das Blut durch ein- oder mehrmalige Punktion zu entfernen. Diese Punktionen sind aber nur erfolgreich, wenn keine Nachblutung erfolgt.

In sehr seltenen Fällen entsteht die Herzbeuteltamponade durch eine Blutung aus dem Herzbeutel selbst.

Der Hautschnitt erfolgt nach KOCHER oder der Schnitt wird im 5. Interkostalraum angelegt. Nach Eröffnung der Brusthöhle wird der Rippenspreizer eingesetzt und der Herzbeutel eröffnet. Nachdem der Herzbeutel von der Blutansammlung gereinigt wurde, ladet der Operateur das Herz auf die Hand und verschließt die Herzwunde durch Katgut- oder Seidennähte. Nach der Naht der Herzwunde wird der Herzbeutel nur ganz locker durch Nähte verschlossen, um einen Erguß im Herzbeutel zu verhindern. Die Thoraxwunde wird in der üblichen Weise verschlossen.

9. Zwerchfellverletzungen

Der Patient wird auf dem Rücken gelagert.

Folgende Instrumente sind vorzubereiten:

Der Weichteilkorb und die Laparotomietasse.

Der Zugang zur eigentlichen Operation erfolgt durch einen Median- oder Pararektalschnitt oder der Medianschnitt wird durch einen Querschnitt durch den linken Rektus vergrößert. Die Eröffnung des Bauchraumes erfolgt wie bei einer Laparotomie. Ist das Zwerchfell zerrissen, kann man ein charakteristisches blasendes Geräusch beim Hervorholen der Dünndarmschlingen hören. Das Zwerchfell wird in zwei Schichten mit Perlon 00—000 und runden Nadeln verschlossen. Der Verschluß des Bauches erfolgt wie bei einer Laparotomie.

Man kann auch die Zwerchfellverletzung durch einen Schnitt in einem Zwischenrippenraum darstellen (transthorakaler Zugang).

V. Operationen bei Bauchverletzungen

1. Probelaparotomie

Eine Probelaparotomie wird bei Patienten durchgeführt, bei denen der Verdacht einer Bauchverletzung vorliegt. Zu einer Bauchverletzung kommt es häufig nach einer stumpfen Gewalteinwirkung im Bereich des Abdomens. Verletzungen der Baucheingeweide können natürlich auch durch einen Messerstich, Abrutschen mit einem Meißel usw. zustande kommen. Hat eine solche Verletzung stattgefunden, klagt der Patient über starke Schmerzen im Bauch. Oft besteht auch eine Abwehrspannung.

Die Lagerung des Patienten auf dem Operationstisch erfolgt in Rückenlage.

Vorzubereiten sind: **Weichteilkorb**
Bauchinstrumente
Bauchkompressen
warme 9 ‰ige Kochsalzlösung
Diathermie- und Saugapparat.

Durch einen medianen Hautschnitt werden die Subkutis und die Faszie durchtrennt. Wenn nötig, erfolgt Blutstillung mit KASPAR-Klemmen. Anschließend wird die Rektusscheide durchtrennt und wieder Blutstillung durchgeführt. Nun werden die Wundränder mit Abdecktüchern und Wäscheklemmen abgedeckt. Mit zwei anatomischen Pinzetten wird das Peritoneum gefaßt, zart angehoben und mit einer spitzstumpfen Schere klein geöffnet. Dann wird es mit zwei MIKULICZ-Klemmen gefaßt, mit der Schere weiter eröffnet und noch mit einigen MIKULICZ-Klemmen fixiert. Sobald das Peritoneum offen ist, dürfen keine offenen Tupfer mehr gereicht werden. Es dürfen nur mehr Stieltupfer und Bauchkompressen, die genau gezählt werden müssen, gegeben werden. Jetzt kann mit der Revision von Netz, Magen, Leber, Milz, Gekröse, Dünndarm, Dickdarm, des im Bauchfellsack gelegenen Teiles der Blase und der Bauchspeicheldrüse begonnen werden. Zur Revision werden feuchte, warme Bauchkompressen und Stieltupfer gereicht. Kann keine Verletzung festgestellt werden, wird die Bauchdecke wieder in Schichten verschlossen, doch vorher müssen die Bauchkompressen genau gezählt werden. Das Peritoneum wird durch eine fortlaufende Naht mit Perlon 00 versorgt. Die Rektusscheide und die Faszie werden durch Einzelnähte verschlossen. Dazu werden runde Nadeln und Perlon 00 verwendet. Bei reichlich vorhandenem Fettgewebe werden auch subkutane Nähte mit großen, runden Nadeln gesetzt. Die Haut wird durch Einzelnähte mit Hautnadeln unnd Perlon 000 verschlossen. Nachdem die Operationswunde gereinigt und mit Verband und Laparotomiebinde versorgt ist, kann der Patient in das bereits vorgewärmte Bett gelegt werden.

2. Milzextirpation

Der Patient liegt in Rückenlage auf dem Operationstisch, der leicht nach rechts gekippt ist.

Vorzubereiten sind:

Weichteilkorb
Bauchinstrumente
Bauchkompressen
warme 9‰ige Kochsalzlösung
Diathermie- und Saugapparat.

Zunächst wird eine mediane Oberbauchlaparotomie durchgeführt. Zuerst wird die Durchtrennung der Haut, dann die des Unterhautfettgewebes ausgeführt. Es folgt die Durchtrennung der Sehnenplatte zwischen den geraden Bauchmuskeln. Die Blutstillung geschieht mit Klemmen und, wenn notwendig, durch Umstechungen mit Perlon 000 oder Ligatur. Teilweise werden Gefäße auch mit Diathermie verschorft. Nun werden die Wundränder abgedeckt, das Peritoneum wird eröffnet und mit MIKULICZ-Klemmen fixiert. Wenn im eröffneten Bauch die Milzruptur festgestellt ist, wird der Bauchschnitt erweitert, und zwar wird in Nabelhöhe ein querer Schnitt in den linken Mittelbauch angeschlossen. Wenn möglich, wird die Milz hochgehoben und auf den Rippenbogenrand gelegt. Zum Halten der Milz werden feuchte, warme Kompressen gereicht, ebenso zum Abstopfen. Ist die Milz dargestellt und blutet sie nur wenig, werden die Gefäße des Milzstieles einzeln freipräpariert und abgeklemmt. Entweder werden die Gefäße mit MIXTER-Klemmen unterfahren und die Ligaturen durch die geöffnete eingeführte Klemme eingeführt oder es wird die KOCHER'sche Rinnensonde mit einer Fadensonde zu diesem Zwecke verwendet. Bei starker Blutung wird der ganze Milzstiel mit großen, gebogenen Klemmen ohne vorhergehende Präparation abgeklemmt. Nach der Abtragung der Milz werden die Milzgefäße mit Ligaturen versorgt. Es kann auch das Ligamentum gastro-lineale über den Milzstumpf gelegt und dieser damit gedeckt werden. Ist der Milzstumpf gut versorgt, wird das Abdomen von Blutresten, Koagula und Milzstückchen (Splenose) durch Austupfen und Ausschwemmen mit warmer Kochsalzlösung und Absaugen gereinigt. Ist das Operationsgebiet rein, kann die Wunde in Schichten verschlossen werden, und zwar das Peritoneum durch fortlaufende Perlonnaht 00, die Bauchdecke und die Haut durch Einzelknopfnähte.

3. Leberriß

Der Patient liegt in Rückenlage auf dem Operationstisch.

Vorzubereiten sind:

Weichteilkorb
Bauchinstrumente
Bauchkompressen
warme 9‰ige Kochsalzlösung
Diathermie- und Saugapparat.

Zu Beginn wird ein rechtsseitiger Rippenbogenrandschnitt gemacht, anschließend werden die verschiedenen Schichten bis zum Peritoneum durchtrennt und Blutungen gestillt. Durch Abstopfen mit feuchten Bauchkompressen werden die Organe von der Leber ferngehalten und dann kann der Leberriß gesucht werden. Ist der Riß nicht sehr groß, genügt oft das Einlegen von Spongostan und einer Drainage mit Docht oder Streifen. Bei größeren Leberrissen werden Übernähungen mit dem Netz gemacht, wozu feines Katgut verwendet wird. Vorher erfolgt jedoch ebenfalls bei Blutung das Anlegen von Spongostan und eine Drainage mit Docht und Streifen und einem nicht zu steifen Gummidrain. Sind die Leberrisse versorgt, wird das Abdomen von den Blutresten gereinigt und die Wunde wie bereits beschrieben verschlossen und verbunden.

4. Verletzungen des Magens und des Darmes

Der Patient liegt in Rückenlage auf dem Operationstisch.

Vorzubereiten sind:

Weichteilkorb
Bauchinstrumente
Bauchkompressen
warme 9‰ige Kochsalzlösung
Diathermie- und Saugapparat.

Die Haut wird durch einen medianen Oberbauchschnitt durchtrennt, es kann aber auch ein linksseitiger Paramedianschnitt gemacht werden. Nach der Durchtrennung der verschiedenen Schichten wird der Magen-Darmkanal vorsichtig nach vorhandenen Verletzungen abgesucht. Bei perforierenden Verletzungen am Magen macht man mit Perlon 000 Übernähungen mit zarten, runden Nadeln in drei Schichten. Ebenso werden perforierende Verletzungen am Darmkanal in drei Schichten versorgt. Hat eine Verletzung größeren Ausmaßes stattgefunden, kann eine Teilresektion des Magens notwendig sein. Je nach der Ausdehnung der Verletzung und der Ausdehnung der Resektion können entsprechende Anastomosen gemacht werden.

Hat am Darm eine ausgedehnte Verletzung stattgefunden, wird das verletzte Stück reseziert. Das Gekröse wird ligiert und von dem zu entfernenden Darmstück gelöst. Wenn der Darm gefüllt ist, wird die Abtrennung im mundnahen und im afternahen Anteil zwischen Darmklemmen durchgeführt. Nach der Resektion werden die beiden Darmenden schichtweise, wenn möglich End-zu-End, durch feine Perlonnähte verbunden; sowohl eine fortlaufende Naht, als auch Einzelknopfnähte sind gebräuchlich. Nun werden alle Bauchkompressen entfernt und die Bauchdecke wird in Schichten verschlossen: das Peritoneum durch fortlaufende Naht, Perlon 00, Muskel und Faszie mit Perlon 00, Einzelnähte, und die Haut mit Perlon 000, Einzelnähte. Darüber kommt ein Verband und eine Laparotomiebinde.

Bei Dickdarmverletzungen kommt ebenfalls die primäre Naht des Risses in Frage, besonders wenn es sich um einen Riß in der Serosa und in der Muskelschichte gehandelt hat. Wenn die Verunreinigung der Bauchhöhle schon stärker ist, so daß schon eine Bauchfellentzündung vorliegt, wird die verletzte Stelle in die Bauchdecke eingenäht, um unter Umständen als künstlicher After verwendet zu werden. Dieser muß bei einer späteren Operation rückoperiert werden.

VI. Beckenbrüche und Operationen im Bereich des Beckens

1. Beckenbrüche und Beckenverrenkungen

Diese Art der Verletzungen wird unblutig mittels des Extensionsbettes und der Beckenschwebe versorgt.

2. Dekubitusplastik und Knochenresektion bei Dekubitus über dem Sitzbein

Der Patient wird auf dem Operationstisch, dessen Beinstützen abgeklappt wurden, auf dem Bauche gelagert. Dabei muß die Brust mit Pölstern so gestützt werden, daß die Atmung frei bleibt.

Vorzubereiten sind:

Weichteilkorb
Knochenkorb
Gigli-Säge mit zwei Handgriffen
Fagersta-Draht
Diathermie- und Saugapparat.

Die Operation beginnt durch einen Hautschnitt über dem Sitzbeinknorren. Dann wird das Dekubitusgeschwür mit Skalpell und chirurgischer Pinzette entfernt. Nun werden entsprechend große Rechenhaken eingesetzt und eine eventuelle Blutung mit Klemmen gestillt. Die Wundränder werden mit Abdecktüchern abgedeckt. Das Sitzbein wird weiter freigelegt, das Periost wird mit dem Knochenmesser durchtrennt und mit dem Raspatorium abgeschoben und nun werden Muskelhaken eingesetzt. Ist der Knochen weit genug freigelegt, wird er mit der verschließbaren Knochenfaßzange gehalten und mit der GIGLI-Säge durchtrennt. Die Kanten des Knochens werden mit einer Feile geglättet. Es folgt eine exakte Blutstillung mit Klemmen und Diathermie. Wenn die Blutung stärker ist, muß auch der Sauger eingesetzt werden. Nun wird das Periost mit runden Nadeln und Perlon 000 genäht. Um tote Räume zu vermeiden, werden tiefgreifende Drahtachternähte angelegt. Diese werden so angelegt, daß sie in der Tiefe die Wände der entstandenen Wundhöhle aneinanderbringen. Abschließend wird die Haut mit Fagersta-Draht oder mit Perlon 000 genäht.

Falls es sich um einen Dekubitus über dem Kreuzbein handelt, dann ist die aussichtsreichste Methode der Behandlung, besonders bei Querschnittgelähmten, die Ausschneidung des Geschwürs samt der angrenzenden, schlecht durchbluteten Narbengebiete. Vorstehende Knochenteile des Kreuzbeines werden ebenfalls abgemeißelt. Dann wird an einer oder beiden Gesäßhälften ein großer, bogenförmiger Schnitt gemacht und die Haut samt dem Unterhautfettgewebe von der Faszie abgelöst. Dieser so entstandene Hautlappen wird als sog. Drehlappen über den Bereich des entfernten Geschwüres gelegt. Die große Wundhöhle muß durch mehrere Drains abgeleitet werden, um Sekretansammlung zu vermeiden.

3. Harnröhrennaht

Der Patient wird auf dem gynäkologischen Tisch mit abgespreizten Beinen gelagert. Wenn es die Verletzung zuläßt, wird ein Katheter eingeführt.

Vorzubereiten sind:

Weichteilkorb und ein Tenotom
Bauchtasse ohne Darmklemmen und ohne gebogene Klemmen
verschiedene Katheter
Blasenspritze
Mensur
warme 3%ige Borlösung
Diathermie- und Saugapparat.

Das eigentliche Verletzungsgebiet der Harnröhre wird durch einen leicht bogenförmigen, queren Schnitt am Damm eröffnet. Die konvexe Seite liegt zum Penis. Die Muskeln des Beckenbodens werden dann durchtrennt und die Blutung wird gestillt. Zum Auseinanderhalten der Wunde verwendet man am besten LANGENBECK-Haken. Wenn man die Durchtrennungsstelle der Harnröhre dargestellt hat, wird von peripher ein Katheter eingeführt und in den zentralen Harnröhrenstumpf vorgeschoben. Über den nun vorgeschobenen Katheter wird die Harnröhre durch Knopfnähte verschlossen. Der Katheter bleibt 10—12 Tage liegen. Nahtmaterial: Supramid extrafein.

Wenn der zentrale Stumpf nicht gefunden werden kann, wird von der Blase her der Harnröhrenursprung dargestellt und von hier ein Katheter eingeführt.

Mit Skalpell und chirurgischer Pinzette wird der Hautschnitt zwischen Nabel und Symphyse gesetzt. Dann werden die Wundränder abgedeckt. Nun wird die Faszie durchtrennt und der Schnitt mit spitzstumpfer Schere weitergeführt. Anschließend wird der Musculus pyramidalis mit der Schere durchtrennt und gedehnt und nun werden zwei Rechenhaken eingesetzt. Jetzt werden in die Blasenwand zwei Haltenähte mit Katgut 00 gesetzt und mit je einer Klemme fixiert. Dann wird die Blase mit dem Skalpell eröffnet, mit zwei MIKULICZ-Klemmen gefaßt und mit einer spitzstumpfen Schere weiter eröffnet. Nach der Eröffnung der Blase muß sofort der Sauger eingesetzt werden, damit kein Harn in die Wunde gelangen kann. Ebenso muß das Wundgebiet um die Blase gut mit Bauchkompressen abgestopft werden. Es werden nun vier Blasenspatel oder gynäkologische Spatel eingesetzt. Von der Blase ausgehend wird in die Harnröhre der Katheter vorgeschoben. Der von der Harnröhrenmündung eingeführte Katheter wird mit dem von der Blase eingeführten Katheter durch eine Naht verbunden und in die Blase vorgezogen. Dieser Katheter bleibt als Dauerkatheter zirka 10 Tage liegen. Die Blasenwunde wird mit runden Nadeln und Katgut 000 in zwei Schichten genäht. Abschließend wird die Bauchdecke in der üblichen Weise verschlossen.

Manchmal wird in die Blase ein PEZZER-Katheter eingeführt, um den Harnabfluß zu ermöglichen.

4. Blasenverletzung

Der Patient wird auf dem Operationstisch auf dem Rücken gelagert.

Vorzubereiten sind die gleichen Instrumente wie bei der Harnröhrennaht.

Eine Blasenverletzung kann meist an spärlichem, blutigen Harn festgestellt werden. Manchmal muß aber zur Diagnose in die Blase ein Kontrastmittel eingespritzt werden. Die Röntgenaufnahme zeigt dann, wo die Blase zerrissen ist. Ist die Blase vorne unterhalb des Bauchfelles zerrissen, dann wird durch einen Schnitt im Unterbauch der Riß der Blase dargestellt und zweischichtig genäht.

Ist die Blase im oberen Anteil, der vom Bauchfell überzogen ist, zerrissen, wird eine Unterbauchlaparotomie ausgeführt und der Riß zweischichtig genäht. Handelt es sich aber um einen Riß in der Hinterwand der Blase, wird das Peritoneum so weit es geht von der Blase abgelöst. Im festhaftenden Anteil wird es aber an der Blase belassen und das Bauchfell rundherum eingeschnitten. Das Loch im Bauchfell wird durch eine fortlaufende Naht verschlossen und die Blase mit kleinen Stieltupfern von den umgebenden lockeren Geweben abgelöst und vorgewälzt. Dann werden tiefe Spatel, z. B. Leberspatel, eingesetzt und der Riß in der Blase dargestellt. Die Blase wird in der üblichen Weise in zwei Schichten verschlossen. Die Drainage erfolgt zum Damm hin. In die Blase wird durch die Harnröhre ein Katheter eingeführt, der 10–12 Tage liegen bleiben soll, damit sich die Blase nicht füllt. Im entspannten Zustand heilt die Blasenwunde viel besser.

5. Pfählungsverletzungen

Bei Pfählungsverletzungen wird der Patient in Steinschnittlage auf dem Operationstisch gelagert und das Operationsgebiet mit gynäkologischen Hosen abgedeckt.

Vorzubereiten sind:

Weichteilkorb
Bauchinstrumente
verschiedene Katheter
Blasenspritze und Mensur
warme 3%ige Bor- und
9‰ige Kochsalzlösung
Diathermie- und Saugapparat.

a) Entstand durch die Verletzung eine tiefere **Weichteilwunde ohne Organverletzung,** wird diese wie jede andere Wunde versorgt, drainiert und der Verband mit einer T-Binde fixiert.

b) **Ist der Blasenhals verletzt,** wird dieser von unten versorgt. Die Wunde wird gereinigt und geglättet und der Blasenhals mit der Präparierschere und Pinzette freipräpariert. Zwischendurch ist immer wieder Blutstillung notwendig, die entweder mit Klemmen, Diathermie oder Umstechungen mit Perlon 00 geschieht. Die Verletzung der Blase wird in zwei Schichten mit Katgut 000 und runden Nadeln genäht. Wenn nicht schon vor der Operation, so wird jetzt ein Katheter eingeführt und die Blase zur Kontrolle, ob sie dicht ist, mit Borlösung gefüllt. Der Katheter bleibt liegen, auch wird ein Drain eingelegt. Die Wunde wird in Schichten verschlossen, die Haut wird genäht, doch werden oft nur Situationsnähte gesetzt. Der Verband wird mit einer T-Binde fixiert.

c) **Mastdarmverletzungen.** Da selten eine sichere Diagnose gestellt werden kann, wird zuerst nachgesehen, ob das Peritoneum verletzt ist. Ist das Peritoneum nicht verletzt, wird die Wunde in der üblichen Weise versorgt. Besteht jedoch eine kleine Verletzung des Mastdarmes ohne Eröffnung des Peritoneums, wird diese in zwei Schichten mit runden Nadeln und Katgut 000 genäht und drainiert. Die Wunde wird offen gelassen oder es werden höchstens einige Situationsnähte gesetzt. Ist aber das Peritoneum auch verletzt, muß eine Unterbauchlaparotomie gemacht werden. Wenn die Verletzung des Darmes sehr klein ist, wird sie durch schichtweise Übernähung mit Katgut 000 versorgt, besteht eine ausgedehnte Verletzung, muß das verletzte Darmstück reseziert werden.

VII. Operationen im Bereich des Schlüsselbeines

1. Brüche und Pseudarthrosen

a) Drahtnaht

Der Patient wird mit halbaufgerichtetem Oberkörper auf dem Operationstisch gelagert. Unter die Schulterblätter wird ein kleiner Sandsack geschoben. Die Reinigung der Haut und die Abdeckung des Operationsgebietes erfolgt in der üblichen Weise.

Vorzubereiten sind:

Weichteilkorb
Knochenkorb mit Drahtnaht
2 Raspatorien nach Doyen
Diathermie- und Saugapparat.

Die Operation beginnt durch einen Schnitt über dem Schlüsselbein. Wenn es möglich ist, wird diese Inzision an der Basis des Halses angelegt, weil sie dort die am wenigsten sichtbare Narbe gibt. Das Schlüsselbein wird freipräpariert, das Periost inzidiert und mit dem Raspatorium vom Knochen abgeschoben. Von beiden Bruchenden des Schlüsselbeines wird mit dem Raspatorium nach DOYEN das Periost weiter abgeschoben. Ist der Knochen freigelegt, wird eine Drahtumschlingung mit einer Drahtstärke von 0,6—0,7 mm angelegt. Es folgen Schichtnähte mit runden Nadeln und Perlon 000.

b) Markdrahtung (bzw. Marknagelung)

Die Lagerung und Vorbereitung des Patienten erfolgt wie bei der Drahtnaht.

Vorzubereiten sind:

Weichteilkorb
Knochenkorb ohne Drahtnaht
Bohrdrähte, Stärke: 1,8—2 — 2,2—2,5 mm
1 gelochtes Meßlineal
1 Zieh-, 1 Zwick- und 1 Flachzange
Desouttertischchen.

Der Operationsgang ist der gleiche wie bei der Drahtnaht, jedoch werden anstatt der Drathumschlingung mit dem Desoutter Bohrdrähte zur Fixation eingeführt.

Statt der Drahtumschlingung wird ein Draht in den Markraum des äußeren Bruchstückes eingeführt, vorgeschlagen und durch die Haut herausgeführt. Dann wird der Bruch eingerichtet und der halbsteife Bohrdraht in das andere Bruchstück vorgeschlagen. Das aus der Haut hervorstehende Drahtende wird möglichst knapp an der Haut mit einer Zwickzange abgetrennt.

Für die Marknagelung werden Marknägel und das dazugehörige Instrumentarium vorbereitet (s. d.).

c) Spanbeilage

Die Lagerung und Vorbereitung des Patienten erfolgt wie bei der Drahtnaht.

Es ist auch dasselbe Instrumentarium vorzubereiten, doch kommen dazu noch das Spantischchen und das Desouttertischchen.

Der Operationsgang ist ebenfalls der gleiche, jedoch wird zur Fixation und Förderung der Knochenheilung ein Bankspan beigelegt, der eventuell mit Drahtumschlingungen festgehalten wird.

Die Spanbeilage wird häufig mit der Markdrahtung oder mit der Drahtnaht kombiniert.

2. Frische Akromioklavikularluxation

Der Patient wird sitzend auf dem Operationstisch gelagert. Der Arm der verletzten Seite muß am Ellbogen gut unterstützt werden.

Vorzubereiten ist ein steril gedecktes Tischchen mit:

1 Skalpell
1 Nadelhalter
1 spitzstumpfen Schere
1 chirurgischen Pinzette
1 Kornzange
2 Nähten mit Perlon 000 und Tupfern

und ein zweites steril gedecktes Tischchen mit:

Desoutter
Gewindebohrdrähten, 2,5 mm stark
gewöhnlichen Bohrdrähten, 2,2—2,5 mm stark
1 gelochten Meßlineal
1 Zieh-, 1 Zwick- und 1 Flachzange.

Das Schlüsselbein wird durch Druck mit dem Finger eingerichtet. Durch kleine Hautschnitte werden 2–3 Gewindebohrdrähte gebohrt. Richtung und Lage der Drähte werden von einem zweiten Arzt mit dem Bildwandler genau kontrolliert. Sitzen die Bohrdrähte richtig, werden die aus der Haut hervorstehenden Drahtenden mit der Zwickzange abgezwickt. Die Hautschnitte werden durch 1—2 Nähte verschlossen und ein Verband wird angelegt. Abschließend wird eine Röntgenaufnahme gemacht.

3. Faszienplastik bei alter Akromioklavikularluxation

Die Lagerung und Vorbereitung des Patienten erfolgt wie bei Punkt eins.

Vorzubereiten sind:

Weichteilkorb
Knochenkorb mit Drahtnaht
Sehneninstrumente
Desouttertischchen
Diathermie- und Saugapparat.

Die Operation beginnt durch einen Hautschnitt über dem Akromion. Dieses wird in üblicher Weise freipräpariert. Die Gelenkenden werden dargestellt, auch der Rabenschnabelfortsatz, der unterhalb des Gelenkes liegt, wird freigelegt. Nun werden in das Akromion und in das schulternahe Schlüsselbeinende knapp am Gelenk mit einem 5—6 mm starken Bohrer Löcher gebohrt.

Dann wird der für die Befestigung des Gelenkes notwendige Faszienstreifen entnommen. Durch zwei kleine Hautschnitte am Oberschenkel wird die Fascie lata dargestellt, eingeschnitten und mit einem Faszienstripper gelöst. Zum Festhalten des Sehnenstreifens werden Hakenklemmen oder eine Meniskusfaßzange verwendet. Der Faszienstreifen wird an einem Ende mit einer starken Supramidnaht verbunden und mit einer Öhrsonde und einer Drahtumführungsnadel in Form mehrerer Schlingen um das Gelenk, den Rabenschnabelfortsatz und das Schlüsselbein geführt. Die beiden Enden des Faszienstreifens werden durch einige Nähte vereinigt. Zur Sicherung wird durch dieselben Bohrkanäle und um das Schlüsselbein mit einer Öhrsonde und mit Hilfe von Klemmen eine ausziehbare, 0,7—0,8 mm starke Drahtnaht geführt.

Abschließend wird die Wunde in üblicher Weise verschlossen und verbunden.

4. Resektion des peripheren Schlüsselbeinendes bei veralteter Akromioklavikularluxation

Die Lagerung und Vorbereitung des Patienten erfolgt wie bei Punkt eins.

Vorzubereiten sind:

Weichteilkorb
Knochenkorb ohne Drahtnaht.

Die Operation beginnt durch einen Hautschnitt über dem peripheren Schlüsselbeinende. Mit chirurgischer Pinzette und Schere wird dieses freigelegt. Das Periost wird mit einem kleinen Raspatorium vom Knochen abgeschoben. Das Schlüsselbeinende wird mit einer Meniskusfaßzange gehalten und entweder mit der GIGLI-Säge oder mit einer Knochenschere (LISTON) abgetrennt. Nach der Blutstillung wird die Wunde in üblicher Weise verschlossen und verbunden.

5. Plexus Brachialisrevision, Nervennaht

Der Patient wird mit etwas erhöhtem Oberkörper auf dem Operationstisch gelagert. Der Arm wird je nach der Schnittführung zunächst auf dem Bauch des Patienten oder auf einem steril gedeckten Tischchen gelagert.

Vorzubereiten sind:

Weichteilkorb

Knochenkorb mit Drahtnaht zum eventuellen Durchtrennen des Schlüsselbeines und zum eventuellen Verkürzen des Oberarmknochens

Sehneninstrumente

Nerveninstrumente

1 Raspatorium nach Doyen

1 Rippenschere

1 Knochenfaßzange

Draht in Stärke von 0,6—1,0 mm (für eventuelle Drahtumschlingung)

warme 9‰ige Kochsalzlösung

Diathermie- und Saugapparat.

Der Hautschnitt erfolgt an der Basis des Halses. Die Wundränder werden abgedeckt. Die Nerven werden mit sehr zarten Instrumenten freipräpariert und aus den Verwachsungen gelöst, und zwar mit Präparierschere, Freer, REVERDIN-Pinzetten, Nervenpinzetten und Durapinzetten. Zum Auseinanderhalten der Nerven werden verschiedene scharfe und stumpfe Haken verwendet. Zur genauen Kontrolle wird die Lupe gebraucht. Muß ein Nerv genäht werden, so verwendet man dazu runde, feinste Nadeln und Perlon 000 oder schwarzes Supramid extrafein oder man hat fertig in Phiolen atraumatische Nadeln mit schwarzem Faden. Zwischendurch muß immer mit Kochsalztupfern abgetupft werden. Nach der Blutstillung wird die Wunde durch zarte Nähte verschlossen, dann verbunden. Abschließend können noch 1—2 ccm Hydrokortisone oder Prednisolon eingespritzt werden.

VIII. Operationen im Bereich der Schulter

1. Akromionabmeißelung

Der Patient wird in Rückenlage in halbsitzender Stellung auf dem Operationstisch gelagert. Die Haut wird gereinigt und das Operationsgebiet mit sterilen Tüchern abgedeckt.

Vorzubereiten sind:

Weichteilkorb

Knochenkorb ohne Drahtnaht, jedoch ergänzt durch 20 Klemmen.

Die Operation beginnt durch einen Hautschnitt über dem Akromion. Die Wundränder werden mit Abdecktüchern abgedeckt und es werden scharfe Haken eingesetzt. Der Knochen wird mit Schere, chirurgischer Pinzette und Freer freipräpariert und Periost und Muskelansatz werden mit dem Raspatorium vom Knochen abgeschoben. Eventuelle Blutstillung mit Klemmen. Die Abmeißelung erfolgt nun mit verschieden großen Meißeln, meistens werden LEXER-Meißel und ein Schlegel verwendet. Abschließend wird eine Röntgenaufnahme gemacht. Die Wunde wird in üblicher Weise verschlossen und verbunden.

2. Habituelle Schulterluxation — Bankhart

Die Lagerung und Vorbereitung des Patienten ist dieselbe wie bei Punkt eins.

Vorzubereiten sind:

Weichteilkorb
Knochenkorb mit Drahtnaht
20 Klemmen
2 lange Freer
2 große, gebogene Gelenkhebel
Bohrdrähte mit Öhr
Draht glatt 0,4 mm stark, Fagersta Nr. 3 (gedrehter Draht)
Diathermie- und Saugapparat.

Die Operation beginnt durch einen Hautschnitt zwischen dem großen Brustmuskel und dem Deltamuskel. Der Rabenschnabelfortsatz wird freigelegt und von ihm der Ursprung des kurzen Bizepskopfes und der Musculus coracobrachialis mit dem Meißel abgetrennt. Darunter liegt der Musculus subscapularis, der in seiner Sehne abgetrennt wird. Nach dem Zurückschlagen liegt die Schultergelenkkapsel frei. Mit Skalpell und Schere wird die Gelenkkapsel quer eröffnet und vorne ein Stück herausgeschnitten. Der Oberarmkopf wird mit dem Gelenkhebel weggehalten und dadurch der Pfannenrand dargestellt. In den Pfannenrand wird mit einem LEXER-Hohlmeißel und Schlegel eine Rinne eingemeißelt. In diese Rinne wird die Gelenkkapsel mit Draht 0,3—0,4 mm eingenäht. Der Draht wird mittels gelochter Bohrdrähte durch den Schulterblatthals und hinten durch die Haut geführt und die Kapsel so mit dem Draht am vorderen Pfannenrand fixiert. Eventuell wird ein Ausziehdraht verwendet. Nun wird der Musculus subscapularis mit runden Nadeln und Perlon 00 genäht und gerafft. Mit dem gleichen Material werden die anderen Muskeln wieder an den Rabenschnabelfortsatz angenäht. Hautnähte. Abschließend wird ein Desaultverband angelegt, der mit Gipsbinden verstärkt wird.

3. Blutige Reposition von Schulterluxation und subkapitalem Oberarmbruch

Die Lagerung und Vorbereitung des Patienten ist die gleiche wie bei Punkt eins.

Vorzubereiten sind:

Weichteilkorb
Knochenkorb mit Drahtnaht
Desouttertischchen.

Die Operation selbst ist ähnlich wie bei der habituellen Schulterluxation. Anders ist die Fixation, welche hier mittels Drahtnaht oder Bohrdrähten geschieht.

4. Supraspinatusriß

Die Lagerung und Vorbereitung des Patienten wird wie bei Punkt eins vorgenommen.

Vorzubereiten sind:

Weichteilkorb
Knochenkorb mit Drahtnaht
Desouttertischchen.

Die Operation beginnt durch einen Hautschnitt quer über der Schulter. Der Musculus deltoideus wird im mittleren Drittel an seinem Ursprung abgetrennt. Die Sehne des Musculus supraspinatus wird freigelegt. Der Riß liegt gewöhnlich knapp am Knochen, in dem auch die Naht in Bohrlöchern verankert wird. Abschließend wird die Wunde verschlossen und verbunden.

5. Schulterarthrodese

Der Patient wird auf dem Rücken auf dem Operationstisch gelagert. Der Oberkörper wird etwas erhöht und zwischen die Schulterblätter ein Sandsack gelegt. Die zu operierende Schulter wird ein wenig über den Rand des Operationstisches herausgezogen. Die Haut wird gereinigt und das Operationsgebiet steril abgedeckt.

Vorzubereiten sind:

Weichteilkorb
Knochenkorb mit Drahtnaht
2 große Gelenkhebel
1 gelochtes Meßlineal
Bohrdrähte in der Stärke von 1,6—2,2 mm
Desouttertischchen
Diathermie- und Saugapparat.

Die Operation beginnt durch einen Hautschnitt über der Schulter. Der Musculus deltoideus wird an seiner vorderen Hälfte vom Ursprung an Schlüsselbein und Akromion abgetrennt. Mit Präparierschere und chirurgischer Pinzette wird das Schultergelenk freigelegt. Die Wundränder werden abgedeckt. Nach dem Einsetzen von scharfen, vier- bis sechszinkigen Haken wird das Periost mit einem langen Raspatorium vom Knochen abgeschoben. Die Gelenkpfanne wird mit Knochenhebeln nach Hohmann und den Gelenkhebeln dargestellt. Nun wird der Knochen mit verschiedenen Meißeln und dem Schlegel angefrischt. Bei der gewöhnlich ausgeführten Arthrodese nach Gill wird auch das Akromion angefrischt, geknickt und in einem Schlitz des Oberarmkopfes fixiert. Zusätzlich wird der Oberarmkopf mit Bohrdrähten in der Pfanne fixiert. Abschließend wird die Wunde in üblicher Weise durch Subkutan- und Hautnähte verschlossen. Für die richtige Lagerung des Oberarmes wird ein Brustarmgipsverband angelegt.

IX. Operationen am Oberarm

1. Blutige Reposition bei Brüchen

a) Drahtnaht

Der Patient liegt auf dem Rücken und der verletzte Arm ist entweder auf einem steril gedeckten Tischchen oder auf dem Körper des Patienten gelagert.

Wenn es die Lokalisation der Verletzung zuläßt, wird eine pneumatische Blutsperre angelegt und die Blutleere vorbereitet (elastische Binde).

Vorzubereiten sind:

Weichteilkorb
Knochenkorb mit Drahtnaht.

Der Hautschnitt erfolgt in der Längsrichtung im Bereich der Fraktur. Die Wundränder werden mit Abdecktüchern abgedeckt und die Wunde wird mit einem selbsthaltenden Wundspreizer oder Wundhaken auseinandergedehnt. Die Muskeln werden mit der Präparierschere längsgeteilt oder abgeschoben. So wird bis zur Fraktur vorgegangen. Dann werden die Bruchstücke mit Hilfe von Einzinkern und des Raspatoriums aufeinandergestellt und mit Draht, der mittels einer Drahtumführungsnadel um den Oberarm gelegt wird, fixiert. Der Draht wird mit einer Spannzange gespannt, fünfmal gedreht, knapp am Kopf abgezwickt und der Drahtknopf mit einer Spitzzange umgebogen, daß er am Knochen aufliegt. Abschließend erfolgt der Wundverschluß in üblicher Weise, jedoch wird vor- und nachher eine Röntgenaufnahme gemacht. Zur Fixation wird meistens ein Oberarmgipsverband mit Schulterkappe angelegt.

b) Markdraht

Die Vorbereitung des Patienten erfolgt wie bei der Reposition, doch wird keine Blutsperre angelegt.

Vorzubereiten sind:

Weichteilkorb
Knochenkorb
1 Pfriem
1 Zwick-, 1 Zieh- und 1 Flachzange
1 gelochtes Meßlineal
Bohrdrähte in der Stärke von 1,8—2–2,2—2,5 mm.

Die Operation ist bis zur Reposition wie bei der Drahtnaht. Von der Frakturstelle wird in Richtung Ellbogen oder zum Oberarmkopf hin ein halbsteifer Draht, 2–2,5 mm stark, in den Markraum vorgeschlagen. Dann wird der Knochen reponiert und der Markdraht, der die Haut durchstoßen hat, in das andere Bruchstück vorgetrieben. Man kann auch im Bereich der Fossa olecrani mit dem Pfriem in den Markraum des Knochens vorbohren und von hier 1–3 KIRSCHNER-Drähte in den Markraum vortreiben. Zum Abschluß wird eine Röntgenaufnahme gemacht und die Wunde in üblicher Weise verschlossen. Zur Fixation wird ein Oberarmgipsverband oder eine U-Schiene mit Schulter- und Brusttour angelegt.

c) Marknagelung

Die Vorbereitung des Patienten erfolgt wie bei der Reposition.

An Instrumenten sind vorzubereiten:

Weichteilkorb
Knochenkorb
1 Pfriem
1 Nachschlageisen
Marknägel
passende Führungsspieße.

1. Offene Marknagelung: Die offene Marknagelung wird wie die Markdrahtung gemacht, nur kommt anstatt des Drahtes ein Nagel in den Markkanal.

2. Geschlossene Marknagelung: Mit Skalpell und chirurgischer Pinzette wird hinten oberhalb des Olekranon ein kleiner Hautschnitt gemacht. Von dort wird ein Zugang zum Markkanal geschaffen, wozu ein Raspatorium und ein Pfriem verwendet werden. Dann wird der Führungsspieß vorgetrieben und mit dem Hammer und Nachschlageisen ein in Länge und Dicke passender Nagel über dem Führungsspieß in den Markkanal eingeschlagen. Wenn der Nagel gut sitzt, wird der Führungsspieß herausgezogen. Der Wundverschluß erfolgt in gewohnter Weise. Abschließend wird eine Röntgenaufnahme gemacht.

Der Nagel kann auch vom Oberarmkopf her eingeschlagen werden.

2. Oberarmpseudarthrosen

a) Stufenförmige Anfrischung

Der Patient ist auf dem Rücken gelagert und je nach der Lokalisation des Eingriffes wird der Arm auf ein steril gedecktes Tischchen oder über dem Thorax des Patienten gelagert.

Vorzubereiten sind:

Weichteilkorb
Knochenkorb
Spantischchen
Desouttertischchen
Verschraubungsinstrumente, und zwar (Abb. 44):
2 verschiedene Schraubenzieher
2 Meßhäkchen
1 Meßlineal
Schrauben, verschiedene Größen.

Nach dem Hautschnitt werden die Wundränder abgedeckt und mit chirurgischer Pinzette und Schere wird der Knochen freigelegt. Die Wundränder werden mit scharfen Haken oder einem Wundspreizer auseinandergehalten. Die Pseudarthrose wird reseziert und der Oberarmknochen mit einer Kreissäge oder STRYKER-Säge, verschieden großen

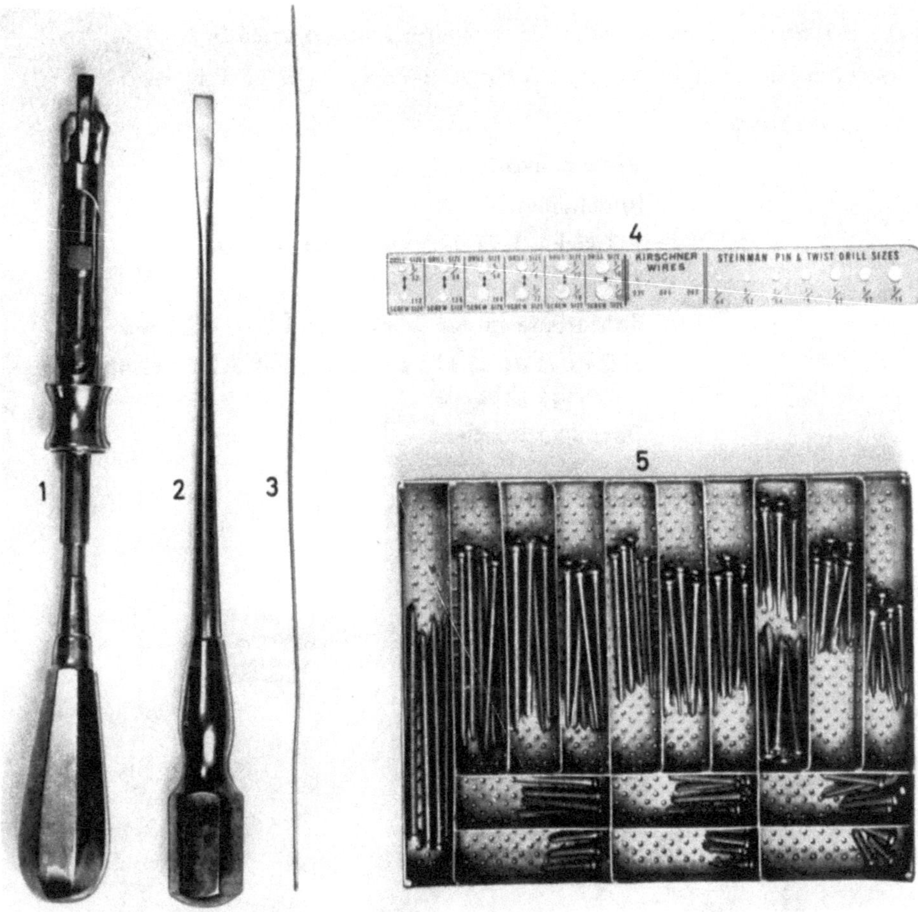

Abb. 44. Verschraubungsinstrumente

1 Schraubenzieher mit Schraubenhalter
2 Schraubenzieher
3 Meßhäkchen
4 gelochtes Meßlineal
5 verschieden große Schrauben

Meißeln und einem Hammer stufenförmig angefrischt. Die dabei abfallenden Knochenstücke werden in einem Schälchen gesammelt und auf dem Spantischchen in dünne Späne zerlegt. Der stufenförmig angefrischte Knochen wird mit zwei oder drei Schrauben stabil verbunden. Mit einer Pinzette werden die Spanteile der neuen Knochenverbindungsstelle angelagert und mit einem runden oder ovalen kleinen Nachschlageisen aneinandergedrückt. Nach einer Röntgenkontrolle werden Schichtnähte gemacht und ein Oberarmgipsverband wird angelegt.

b) Greifensteiner-Doppeldrahtkompressionsosteosynthese

Dieser Eingriff kommt vor allem bei fistelnden Pseudarthrosen in Betracht.

Die Vorbereitung und Lagerung des Patienten erfolgt in üblicher Weise.

Vorzubereiten sind:

Weichteilkorb
Knochenkorb
1 Zwick-, 1 Zieh- und 1 Flachzange
1 gelochtes Meßlineal
Bohrdrähte in der Stärke von 1,8—2—2,2 mm
1 Greifensteiner-Bügel mit Schlüssel und Bügelspange (Abb. 45)
Desouttertischchen.

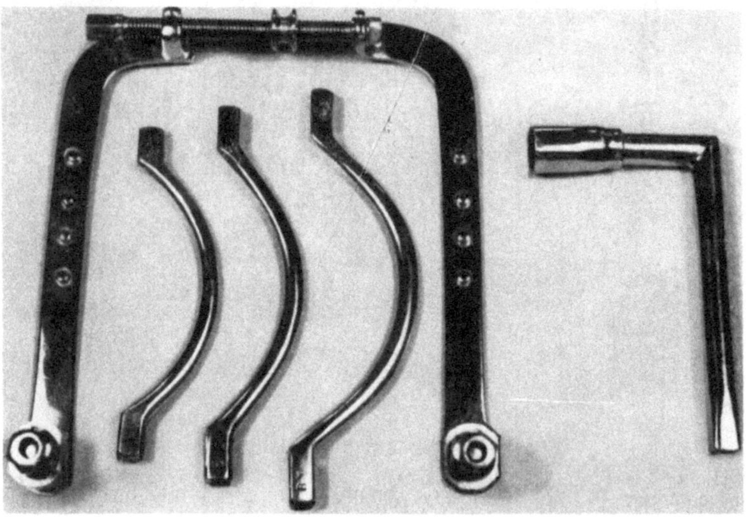

Abb. 45. Greifensteiner-Bügel
Bügel mit verschieden großen Bügelspangen und Schlüssel

Die Frakturstelle wird mit Skalpell, Pinzette und Schere freigelegt und die Fraktur reponiert oder die Pseudarthrose reseziert. Dann wird 2 cm ober- und unterhalb der Fraktur je ein Bohrdraht mittlerer Stärke durch den Oberarm gebohrt, und zwar quer durch den Knochen und genau parallel. Die Drähte werden in den Greifensteiner-Bügel gelegt, nachdem sie vorher mit der Flachzange etwas abgewinkelt wurden, und mit dem Schlüssel festgeschraubt. Dann wird die passende Spange in den Bügel eingesetzt und der Bügel gespannt. Abschließend wird die Wunde verschlossen und eine Röntgenaufnahme gemacht.

c) Phemister-Spananlagerung

Die Vorbereitung und Lagerung des Patienten erfolgt in der üblichen Weise.

Vorzubereiten sind:

Weichteilkorb
Knochenkorb
Spantischchen
Desouttertischchen.

Die Frakturstelle wird mit Skalpell, Schere und chirurgischer Pinzette freigelegt und der Knochen mit einer spitzstumpfen Schere und einem Raspatorium von den Muskeln und dem Periost befreit. Mit verschieden breiten Meißeln werden die Knochenauflagerungen an einer Seite der Fraktur entfernt. Auf dem Spantischchen schneidet sich der Operateur Knochenspäne zurecht, deren Länge von der Art und dem Sitz der Fraktur abhängt, ungefähr 6–8 cm. Diese werden nun beiderseits der Fraktur an den Oberarmknochen angelegt. Dann wird das Periost mit kleinen, runden Nadeln und Perlon 000 locker genäht. Abschließend wird die Wunde verschlossen und eine Röntgenkontrolle gemacht.

3. Sequestrotomie

Erfolgt der operative Eingriff am mittleren oder unteren Drittel des Oberarmes, wird eine pneumatische Blutsperre angelegt. Die Betäubung des Patienten erfolgt entweder mit Plexusanästhesie oder mit Allgemeinnarkose.

Vorzubereiten sind:

Weichteilkorb
Knochenkorb.

Die Fistelgänge werden genau verfolgt und breit freigelegt, damit keine Knochensplitter übersehen werden. Vorher kann in den Fistelkanal alkoholische Methylenblaulösung (1%ig) eingespritzt werden. Mit der Knochenfaßzange, Sequesterzange oder Meniskusfaßzange werden die Sequester gefaßt und mit der Schere oder dem Skalpell entfernt. Alle Höhlen werden dann mit einem scharfen Löffel von allen Sequestern und Fremdkörpern gründlich gereinigt. Manchmal ist es notwendig, den Knochen mit einem Meißel auszumulden. Zur besseren Information werden während der Operation Röntgenaufnahmen gemacht. Wenn es sich um eine große Höhle handelt, wird manchmal ein gestielter Muskellappen gebildet und in die Knochenhöhle verlagert. Zum Abschluß kommen in die Sequesterhöhlen Antibiotika und die Wunde wird durch lockere Nähte verschlossen. Zur Ruhigstellung wird ein gespaltener Oberarmgipsverband angelegt.

4. Radialisrevision

Die Vorbereitung und Lagerung des Patienten geschieht in der üblichen Weise.

Vorzubereiten sind:

Weichteilkorb
Knochenkorb
Nerveninstrumente.

1. **Revision:** Nach dem Hautschnitt mit Skalpell und Pinzette erfolgt das Freipräparieren mit Freer, Pinzette und Präparierschere. Zuerst werden die gesunden Teile des Nerven ober- und unterhalb der Bruchstelle aufgesucht und von hier aus der von Narben und Kallusmasse umschlossene Anteil des Nerven. Dieser wird sehr vorsichtig mit einem Skalpell oder, wenn er von Kallus umschlossen ist, mit einem Meißel ausgelöst. Der Nerv wird vom Knochen entfernt gelagert und die Wunde verschlossen.

2. **Radialisnaht:** Bei vollständiger Durchtrennung des Radialisnerven werden die Stümpfe bis in das gesunde Gewebe abgetragen und dann vereinigt. Dazu verwendet man feinstes Perlon oder Supramid extrafein, schwarz (s. Nervennaht). Wenn der Zwischenraum zwischen den beiden Nerven zu groß ist, wird der Knochen gekürzt, stufenförmig angefrischt und genäht (s. Oberarmpseudarthrosen!). In letzter Zeit verwenden wir bei der Nervennaht die Umscheidung mit einer Milliporemembran.

5. Kondylenbrüche

Blutige Reposition. Die Vorbereitung des Patienten erfolgt wie bei jeder Oberarmoperation und es wird auch eine pneumatische Blutsperre angelegt.

Vorzubereiten sind:

Weichteilkorb
Knochenkorb
1 Zwick-, 1 Zieh- und 1 Flachzange
1 gelochtes Meßlineal
Bohrdrähte, 1,8—2—2,2 mm stark
Verschraubungsinstrumente
Kondylenschrauben mit Kondylenschraubenschlüssel (Abb. 46)
1 Kabelzwickzange
2 Schlüssel zum eventuellen Zurückziehen der Kondylenschraube
Desouttertischchen
Saugapparat.

Mit Skalpell und chirurgischer Pinzette wird lateral am Oberarm in der Höhe der Kondylen eingegangen. Dann wird mit einem Freer, einer Präparierschere, einer chirurgischen Pinzette und mit Hilfe des Saugapparates das Hämatom ausgeräumt. Eventuelle Knochensplitter und eingeschlagene Kapselreste werden entfernt. Anschließend werden die Bruchteile aneinandergelegt, wobei zwei Einzinker und ein Elevatorium verwendet werden. Die Fixation erfolgt entweder durch

a) **Verschraubung:** Hier wird quer durch den Kondylus mit dem Desoutter eine Schraube gebohrt, die alle Fragmente faßt und zusammenhält. Die Beilagscheibchen und die Schraubenmuttern werden dicht an den Kondylus angedreht. Röntgenaufnahme. Oder

b) **Bohrdrahtosteosynthese:** Die aneinandergelegten Bruchteile werden mit gekreuzten Bohrdrähten fixiert. Nach einer Röntgenkontrolle werden die Drähte mit einer Zwickzange gekürzt.

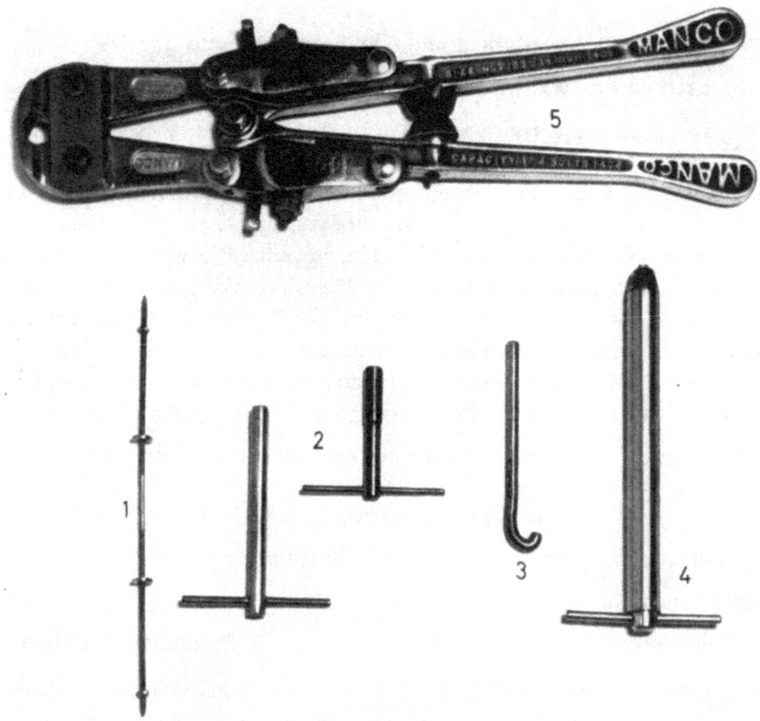

Abb. 46. Kondylenschraube

1 Kondylenschraube
2 Schlüssel für die Kondylenschraube
3 Zusatzteil } zum Zurückziehen
4 Schlüssel } der Kondylenschraube
5 Kabelzwickzange

Abschließend wird mit kleinen, runden Nadeln und Perlon 000 das Periost genäht. Der Wundverschluß erfolgt in üblicher Weise und es wird ein gespaltener Oberarmgipsverband angelegt.

Trümmerbereiche am unteren Oberarmende werden durch einen Hufeisenschnitt dargestellt. Die Olekranonspitze wird abgemeißelt und mit dem Trizeps nach oben geschlagen.

6. Amputation (Siehe Seite 58)

X. Operationen am Ellbogengelenk

1. Reposition bei Ellbogenluxation

Die Ellbogenluxation wird ohne Betäubung, in Lokalanästhesie oder in Narkose reponiert und mittels eines Oberarmgipses fixiert. Es ist daher nur ein Tischchen für die Lokalanästhesie bzw. zur Narkose vorzubereiten. Reposition: durch Zug an der Hand und Gegenzug an einem Gurt am Oberarm, der an einem Wandhaken befestigt ist.

2. Corpus liberum

Der Patient liegt auf dem Rücken und eine Blutsperre wird angelegt.

Vorzubereiten ist der Weichteilkorb, ergänzt durch zwei Meniskusfaßzangen.

Bei beugeseitig gelegenen freien Gelenkkörpern erfolgt meistens ein S-förmiger oder querer beugeseitiger Hautschnitt mit Skalpell und chirurgischer Pinzette. Nach der Durchtrennung der Faszie werden die Wundränder mit Abdecktüchern abgedeckt und in die Wunde Rechenhaken eingesetzt. Jetzt werden die Muskeln beiseite geschoben und mit Kniehaken weggehalten. Nun wird mit Skalpell und chirurgischer Pinzette das Ellbogengelenk eröffnet und die Gelenkmäuse werden mit der Meniskusfaßzange entfernt. Anschließend wird eine Röntgenaufnahme gemacht. Dann wird die Blutsperre entfernt und die Blutung durch Kompression gestillt. Abschließend wird die Gelenkkapsel mit kleinen, runden Nadeln und Perlon 000 genäht, ebenso die Faszie. Die Haut wird genäht und die Wunde steril verbunden. Zur Fixation wird ein gespaltener Oberarmgipsverband angelegt.

Bei streckseitigen Gelenkkörpern wird ein hinterer Längsschnitt verwendet.

3. Speichenköpfchenentfernung

Der Patient liegt auf dem Rücken und eine Blutsperre wird angelegt.

Vorzubereiten sind:

Weichteilkorb **Knochenkorb** **2 Metakarpalzangen.**

Der Hautschnitt erfolgt mit Skalpell und chirurgischer Pinzette radialseitig am proximalen Drittel über dem Radiusköpfchen. Sodann wird mit der Schere die Faszie durchtrennt. Blutende Gefäße werden abgeklemmt. Die Wundränder werden mit Abdecktüchern abgedeckt (entweder werden sie angenäht oder mit Wäscheklemmen fixiert). Nach dem Einsetzen der Rechenhaken wird das abgebrochene Speichenköpfchen mit der Meniskusfaßzange gehalten und mit einer Hohlschere und Pinzette entfernt. Das distale Ende der Speiche wird mit einem Luer oder einem Meißel und Hammer geglättet. Es wird anschließend eine Röntgenaufnahme gemacht. Manchmal muß man Kniehaken einsetzen, um verworfene Bruchstücke einstellen und entfernen zu können. Dann wird die Blutsperre entfernt und die Blutung mittels Kompression gestillt. Nach den Fasziennähten mit kleinen, runden Nadeln und Perlon 000 muß manches Mal ein Laschendrain eingelegt werden. Abschließend folgen Hautnähte und darüber kommt ein steriler Verband. Zur Fixation wird ein gespaltener Oberarmgipsverband angelegt.

4. Entfernung von Myositis ossificans (Muskelverknöcherungen)

Der Patient liegt auf dem Rücken und die Blutsperre wird angelegt.

Vorzubereiten sind:

Weichteilkorb — **2 Hohlmeißel**
2 Meniskusfaßzangen — **1 Hammer**
2 Flachmeißel verschiedener Breite — **1 Schlegel.**

Nach dem Hautschnitt wird die Faszie mit chirurgischer Pinzette und Skalpell oder Schere durchtrennt. Die Wundränder werden mit Abdecktüchern abgedeckt und die

Rechenhaken eingesetzt. Nun werden die Knochenneubildungen mit der Meniskusfaßzange gehalten und es beginnt die Ausschälung, wobei verschiedene Meißel, Präparierschere und Skalpell gebraucht werden. Nach Entfernung der Muskelverknöcherungen wird eine Röntgenaufnahme gemacht. Die Blutsperre wird entfernt und Blutungen werden durch Kompression gestillt. Es erfolgt der Wundverschluß in üblicher Weise. In das Operationsgebiet werden 1–3 ccm Hydrokortisone oder Prednisolon zur Vermeidung von entzündlichen Reaktionen und zur Verminderung der Narbenbildung eingespritzt. Abschließend wird ein gespaltener Oberarmgipsverband angelegt.

5. Olekranonbruch mit Diastase (Auseinanderweichen der Bruchstücke)

Der Patient liegt auf dem Rücken und die Hand wird auf ein steril gedecktes Tischchen gelagert. Eine Blutsperre wird angelegt.

Vorzubereiten sind:

Weichteilkorb
Knochenkorb mit Drahtnaht
Desouttertischchen
1 gelochtes Meßlineal
Bohrdrähte, 1,4—2,0 mm stark.

Es erfolgt der Hautschnitt quer über dem Bruchspalt. Die Faszie wird durchtrennt, eventuell blutende Gefäße werden abgeklemmt, die Wundränder abgedeckt und die Rechenhaken eingesetzt. Nun wird das Periost mit dem Raspatorium oder dem Freer vom Knochen am Rande im Bruchbereich 3 mm abgeschoben und der Frakturrand freigelegt. Dabei ist besonders auf den Nervus ulnaris zu achten, der unmittelbar im Operationsgebiet verläuft. Nun wird das Hämatom mit dem scharfen Löffel ausgeräumt und dann werden die Bruchenden mittels Einzinkern aufeinandergestellt. Anschließend wird die Osteosynthese gemacht, und zwar werden entweder gekreuzte Bohrdrähte mit dem Desoutter eingebohrt, oder die Bruchstücke werden durch eine Drahtnaht vereinigt. Es folgt eine Röntgenaufnahme. Nach der Röntgenkontrolle werden die Bohrdrähte abgezwickt. Die Blutsperre wird entfernt und die Blutung durch Kompression gestillt. Wenn es nötig erscheint, wird ein Laschendrain eingelegt. Gefäßunterbindungen werden möglichst nicht in die Tiefe versenkt. Dann erfolgt der Wundverschluß in üblicher Weise und ein gespaltener Oberarmgipsverband wird angelegt.

XI. Operationen am Vorderarm

1. Transfixation bei Brüchen nach unblutiger Reposition

Vorzubereiten sind:

Desouttertischchen
Bohrdrähte in der Stärke von 1,4—1,8 mm
1 gelochtes Meßlineal
1 Zieh-, 1 Zwick- und 1 Flachzange.

Außerdem wird ein Tischchen für die Lokalanästhesie gerichtet.

20 ccm des Lokalanästhetikums werden in das Bruchhämaton eingespritzt. Ist der Arm schmerzfrei, wird er am Aufhängegestell (Abb. 47) mittels der Mädchenfänger aufgehängt. Dann wird durch das distale Ende beider Vorderarmknochen und den Ellenhaken ein Bohrdraht gebohrt. Der reponierte Bruch wird mit den Drähten im Gips eingeschlossen. Zum Abschluß wird eine Röntgenaufnahme gemacht.

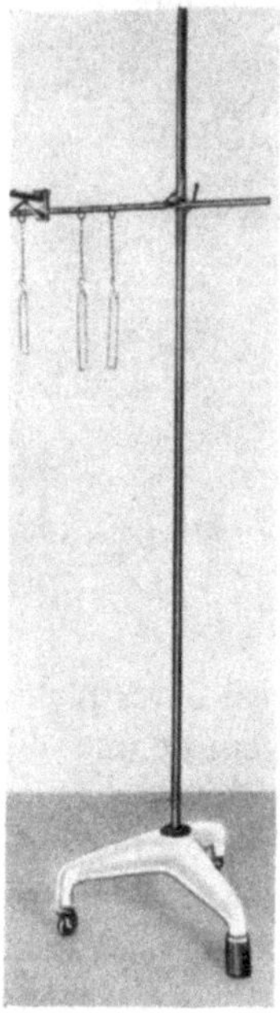

Abb. 47. Aufhängegestell mit Mädchenfänger

2. Blutige Reposition, Drahtnaht

Der Patient wird auf dem Rücken liegend auf dem Operationstisch und der zu operierende Arm auf einem steril gedeckten Tischchen gelagert. Es wird eine pneumatische Blutsperre angelegt und der Arm abgedeckt, nachdem die Haut entsprechend gereinigt worden ist.

Vorzubereiten sind:

Weichteilkorb
Knochenkorb mit Drahtnaht,
Drahtstärke 0,7—0,8 mm
Desouttertischchen.

Der Hautschnitt erfolgt über der Bruchstelle mit Skalpell und chirurgischer Pinzette, dann wird die Abdeckung an die Wundränder angeklemmt und die Wundhaken werden eingesetzt. Mit der Präparierschere wird bis zum Bruch freipräpariert. Die Muskelhaken werden eingesetzt. Dann wird mit dem Raspatorium das Periost abgeschoben. Lose Knochensplitter werden mit einer anatomischen Pinzette herausgenommen und aufgehoben. Das Periost wird distal und proximal weiter abgeschoben und dann wird lateral und medial ein Knochenhebel eingesetzt. Nun wird der Bruch mit zwei Lambotte-Zangen reponiert. Die Drahtumführungsnadel wird unter den Knochen geschoben, der Draht eingefädelt, durchzogen und dann mit Hilfe der Spitzzange in die Spannzange gefädelt. Manchmal wird der Draht 1½mal um den Knochen geführt. In diesem Fall wird vorher mit dem Bohrer ein Loch in den Knochen gebohrt. Durch Spannen und wiederholtes Drehen der Zange wird die Drahtumschlingung fixiert und der Draht mit der Zwickzange abgezwickt. Je nach der Art des Bruches erfolgt eine zweite Drahtumschlingung. Nun werden Röntgenaufnahmen gemacht. Steht der Bruch gut, werden Schichtnähte gesetzt. Die Blutsperre wird geöffnet und abgenommen und die Blutung 15 Minuten lang mit Kochsalztupfern komprimiert. Noch blutende Gefäße werden dann abgeklemmt oder unterbunden. Auf die Hautnähte kommt ein steriler Verband. Abschließend wird ein gespaltener Oberarmgipsverband angelegt.

3. Markdrahtung und Nagelung eines oder beider Vorderarmknochen

Die Vorbereitung des Patienten und der Beginn der Operation bis zum Knochen erfolgt wie bei der Reposition.

Vorzubereiten sind:

Weichteilkorb

Knochenkorb, ergänzt durch:

1 Pfriem

3 kleine, gewinkelte L a m b o t t e - Zangen (Abb. 48)

1 Führungsspieß

1 Nachschlageisen

1 gelochtes Meßlineal

1 Zieh-, 1 Zwick- und 1 Flachzange

Bohrdrähte, 2—2,2—2,5 mm stark

Marknägel nach Küntscher

Spantischchen

Desouttertischchen.

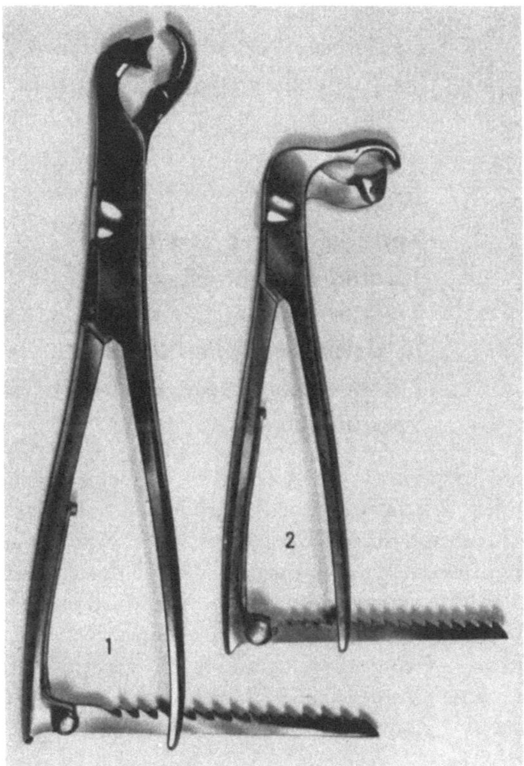

Abb. 48. LAMBOTTE-Zangen

1 gerade L a m b o t t e - Zange 2 gewinkelte L a m b o t t e - Zange

Ist der Knochen freigelegt, wird die Speiche am Griffelfortsatz durch einen eigenen Hautschnitt mit einem Pfriem eröffnet und es werden Bohrdrähte, 2,5 mm stark, welche vorher mit der Kombinationszange entsprechend gebogen wurden, in den Markkanal eingeführt. Die Zahl und Stärke der Bohrdrähte richtet sich nach dem Lumen des Markkanals. Zum Fixieren der Vorderarmknochen verwendet man kleine, gewinkelte LAMBOTTE-Zangen. Dann werden Röntgenaufnahmen gemacht. Der Wundverschluß erfolgt in üblicher Weise.

Anstatt der Bohrdrähte kann auch ein Marknagel nach KÜNTSCHER verwendet werden. Dazu werden auch ein Führungsspieß und ein Nachschlageisen gebraucht.

Bei der Elle werden die Markdrähte oder der Marknagel vom Ellenhaken her eingeführt. Bei Elle und Speiche kommt auch die gedeckte Marknagelung in Frage. Zu diesem Zweck wird der Vorderarm im WITTMOSER-Tisch oder im Schraubenzugapparat eingespannt.

Es sei auch vermerkt, daß bei der offenen Markdrahtung meistens Knochenspäne, etwa im Ausmaße eines Zündholzes, der Bruchstelle angelagert werden. Das aus der Knochenbank stammende Knochenstück wird entsprechend zurechtgeschnitten.

4. Stufenförmige Verkürzungsosteotomie

Die Lagerung des Patienten und der Beginn der Operation erfolgt wie bei der Reposition.

Vorzubereiten sind:

Weichteilkorb
Knochenkorb mit Drahtnaht
1 zartes Elevatorium
1 zarter Freer
10 kleine, gebogene Klemmen
1 Knochensäge oder Stryker-Säge
Verschraubungsinstrumente.

Ist die Bruchstelle subperiostal freigelegt, wird mit einer Handsäge, der Kreissäge oder der oszillierenden STRYKER-Säge jedes Bruchende stufenförmig angefrischt. Der zweite Knochen wird ebenso stufenförmig angefrischt. Dann werden die Stufen aneinandergepaßt. Unter sterilen Verhältnissen werden Röntgenaufnahmen gemacht, wobei die Knochen mit LAMBOTTE-Zangen festgehalten werden. Steht der Knochen gut, wird jede Stufe mit zwei Schrauben oder zwei Drahtnähten fixiert. Dann wird die Blutsperre abgenommen und es erfolgt die Blutstillung. Es werden Schichtnähte gemacht und darüber kommt ein steriler Verband. Abschließend wird ein gespaltener Oberarmgipsverband angelegt und eine Röntgenkontrolle gemacht.

5. Osteotomie der Speiche

Die Vorbereitung und Lagerung des Patienten sowie der Beginn und die Beendigung der Operation werden wie bei der Reposition vorgenommen.

Vorzubereiten sind:

Weichteilkorb
Knochenkorb mit Drahtnaht
Verschraubungsinstrumente
Marknägel nach Küntscher
1 gelochtes Meßlineal
Bohrdrähte, 2—2,2—2,5 mm stark
Desouttertischchen.

Bei Verbiegungen der Speiche ist es oft notwendig, die Speiche operativ mit Flachmeißel und Schlegel zu durchtrennen und dann gerade zu stellen. Die Fixation erfolgt mit Drahtnähten, Schrauben, Markdraht oder Marknagel.

Abschließend wird ein Gipsverband angelegt.

6. Sehnennähte am Vorderarm (s. Allg. Teil, S. 52)

7. Sehnentransplantationen am Vorderarm (s. Allg. Teil, S. 52)

8. Amputation (s. Allg. Teil, S. 58)

XII. Operationen am Handgelenk

1. Operative Behandlung der Kahnbeinpseudarthrose

Der Patient wird auf dem Rücken gelagert, die Blutsperre angelegt und nach dem Jodieren die Hand abgedeckt. Anschließend wird sie mit einer sterilen elastischen Binde ausgewickelt und auf ein steril gedecktes Tischchen gelegt.

Die Operation wird entweder in Plexusanästhesie oder in Allgemeinnarkose durchgeführt.

Vorzubereiten sind:

Handinstrumente
Knochenkorb
Spantischchen
Desouttertischchen
Bohrdrähte, 1,6—2 mm stark.

Nach dem Hautschnitt an der Beugeseite des Handgelenkes folgt das Freipräparieren mit Pinzette, Schere, eventuell Skalpell, bis zum Kahnbein. Anschließend werden die Bruchstücke mit einem schmalen Elevatorium und zwei Freer dargestellt und das Narbengewebe zwischen den Bruchstücken entfernt. Die Bruchflächen werden mit dem Hohlmeißel angefrischt, bis guter, spongiöser Knochen sichtbar wird. Dann werden die Bruchstücke meistens mit einem Bohrdraht fixiert, der mitunter bis in die Speiche vorgeführt wird (besonders wenn Verschiebungen bestehen). Nun wird der Griffelfortsatz der Speiche abgemeißelt, entfernt und zerkleinert (man kann das Knochenmaterial auch zum Beispiel aus dem Schienbeinkopf gewinnen). Die zerkleinerten Spongiosastückchen werden fest in die Höhle des Kahnbeines gestopft und mit einem Nachschlageisen fest eingepreßt. Die Blutsperre wird abgenommen und Blutungen werden durch Tamponade gestillt. Zum Abschluß wird die Wunde mit kleinen, runden Nadeln und Perlon 000 verschlossen, darüber kommt ein steriler Verband. Zur Ruhigstellung wird eine Gipsschiene angelegt.

Es ist zweckmäßig, die beiden Kahnbeinfragmente mit gekreuzten Bohrdrähten oder einer Kahnbeinschraube (A. O.) zu fixieren.

2. Operative Einrichtung der perilunären Handgelenkverrenkung

Die Vorbereitung des Patienten erfolgt, wie sie bei Punkt eins dargestellt wurde.

Vorzubereiten sind die Handinstrumente.

Nach dem Hautschnitt werden die verrenkten Knochenteile mittels Freer und feiner Schere freipräpariert. Unter Zug an der Hand wird das Mondbein mit Knochenhebeln reponiert. Manchmal muß man auch einen am Knochen angreifenden Zug verwenden. In einem solchen Falle wird ein KIRSCHNER-Draht durch die Mittelhandknochen gebohrt. Dieser Draht wird mit einem Spannbügel verbunden, an dem dann gezogen wird. Die Blutsperre wird abgenommen und die Blutung tamponiert. Der Abschluß der Operation erfolgt, wie er bei Punkt eins beschrieben wurde.

3. Behandlung der veralteten Speichen-Ellenverrenkung am körperfernen Ende

Die Einrichtung geschieht unter kräftigem Längszug und Drehung des Vorderarmes. Röntgenaufnahmen mit Vergleichsbildern der gesunden Hand sind sehr wichtig. Zur Ruhigstellung und Fixation wird ein Oberarmgipsverband angelegt.

Manchmal erfolgt die blutige Freilegung dieser Verrenkung. Die Befestigung der beiden Knochen geschieht durch einen Sehnen- oder Faszienstreifen, so daß sie sich nicht mehr verschieben können.

4. Arthrodese des Handgelenkes

Die Vorbereitung des Patienten geschieht wie bei Punkt eins.

Vorzubereiten sind:

Handinstrumente, ergänzt durch verschiedene Meißel
Spantischchen
Desouttertischchen.

Hautschnitt und Freilegen des Handgelenkes erfolgt von der Streckseite her. Die proximalen Handwurzelknochen werden entfernt und das vorstehende Kopfbein wird von seinem Knorpelüberzug mit Meißel und Raspatorium befreit. Dem vorstehenden Kopfbein entsprechend wird nun in das distale Speichenende, welches ebenfalls vom Knorpelüberzug befreit wurde, eine Mulde gemeißelt, in die das Kopfbein genau einrastet. Das Kopfbein wird mit zwei Bohrdrähten oder mit einer Schraube am körperfernen Speichenende fixiert. Dann wird die Blutsperre abgenommen und das Operationsgebiet durch 10 Minuten mit Tupfern komprimiert. Gefäße, die dann noch bluten, werden umstochen oder ligiert. Es folgt der Verschluß der Hautwunde und das Anlegen eines Gipsverbandes.

XIII. Operationen bei Hand- und Fingerverletzungen

1. Freie Beugesehnentransplantation

Der Patient liegt in Rückenlage auf dem Operationstisch. Die zu operierende Hand wird auf einem steril gedeckten Tischchen gelagert. Am Oberarm wird die pneumatische Blutsperre angelegt, die Hand und der Vorderarm werden chirurgisch gereinigt und mit sterilen Tüchern abgedeckt.

Vorzubereiten sind:

Handinstrumente; Sehneninstrumente.

Die verletzte Sehne wird durch einen seitlichen Hautschnitt am Finger mit Präparierschere, Pinzette und Skalpell freipräpariert. Die Haut wird mit kleinen einzinkigen Häkchen weggehalten. Die beiden Sehnenenden kann man jetzt mit Sehnenklemmen oder gebogenen Klemmen fixieren und den peripheren Stumpf mit dem Skalpell am Endglied abtrennen. Das andere Sehnenende wird nun durch einen Schnitt in der Hohlhand dargestellt, durchzogen und quer am Lumbricalisursprung durchtrennt. Es wird ein ungefähr 40 cm langer Draht (Nr. 2, gedreht) doppelt armiert, das heißt, an beiden Enden in eine gerade Sehnennadel gefädelt. In der Hohlhand wird die Sehne achterförmig angeschlungen und die Naht in das freie Sehnentransplantat achterförmig eingeflochten und geknüpft. Dann wird das Sehnentransplantat mit einer Sehnensonde in den Sehnenkanal eingeführt und die richtige Länge des Transplantates bestimmt. Das periphere Sehnenende wird mit einer doppelt armierten Sehnennaht achterförmig angeschlungen und die Sehnennaht durch den Sehnenstumpf am Endglied geführt und an der Fingerkuppe herausgeleitet und geknüpft. In diese Sehnennaht wird noch am Anfang ein zweites Drahtstückchen gelegt, welches mittels einer großen, gebogenen Nadel durch die Haut herausgeleitet wird. Dies dient dazu, um die Naht später herausziehen zu können. Man kann am Fingerende statt einer eingeflochtenen Naht auch die GIG-Ausziehnaht oder die LENGEMANN-Naht verwenden (Abb. 49). Abschließend folgen Hautnähte und in Beugestellung des Handgelenkes wird ein Gipsverband angelegt.

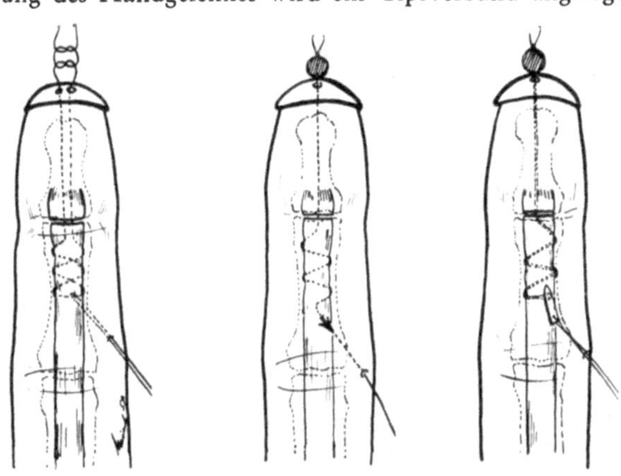

Abb. 49. Sehnennähte

1 eingeflochtene Auszieh-drahtnaht
2 Lengemann-Naht
3 Gig-Naht

Sehnentransplantate: dazu werden verwendet:

1. *Die Palmaris-longussehne,* die durch 3—4 Querschnitte am Vorderarm gewonnen wird.
2. *Die oberflächliche Beugesehne des Fingers.* Um diese zu gewinnen, ist ein zusätzlicher Schnitt am körperfernen Ende des Vorderarmes notwendig.
3. *Die Fingerstrecksehne,* z. B. die eigene Strecksehne des Kleinfingers.
4. *Die Zehenstrecksehnen,* die durch mehrere Querschnitte über den Grundgelenken der Zehen und dem Fußrist und einem Längsschnitt am Unterschenkel entfernt werden.
5. *Die Plantarissehne,* die neben der Achillessehne liegt, aber nicht bei allen Menschen vorhanden ist.

2. Osteosynthese bei frischen Knochenbrüchen

a) Bohrdrähte

Die Lagerung und Vorbereitung des Patienten erfolgt bei allen Handverletzten wie bei der freien Sehnenplastik.

Vorzubereiten sind:

Handinstrumente
Knochenkorb
Desoutterischchen
Bohrdrähte, 1—1,2—1,4—1,6 mm stark.

Nach dem Hautschnitt wird die Frakturstelle mit Schere und Pinzette freipräpariert. Die Bruchenden können dann mit einzinkigen Haken und Knochenfaßzange reponiert werden. Der Bruch wird mit Bohrdrähten fixiert. Die Drähte werden einige Millimeter über dem Knochen abgezwickt und die Haut wird wieder verschlossen. Zum Schluß wird eine Röntgenkontrolle gemacht.

b) Drahtnähte und Späne

Vorzubereiten sind:

Handinstrumente
Knochenkorb mit Drahtnaht
Spantischchen
Desouttertischchen.

Bis zum Aufeinanderstellen der Bruchfragmente ist die Art der Operation wie bei der Bohrdrahtfixation.

Mit der Drahtnaht wird die Fraktur umführt, der Draht wird in die Drahtumführungsnadel eingefädelt und durchgezogen, mit Drahtspann- und Spitzzange fest zusammengedreht und mit der Zwickzange abgetrennt. Nach der Röntgenkontrolle werden Schichtnähte gemacht und darüber wird ein steriler Verband angelegt.

Ist die Fraktur sehr stark aufgesplittert, kann vor der Drahtnaht auch beiderseits ein Knochenspan beigelegt werden.

3. Operation bei veralteten Knochenbrüchen

Die Operationsmethode der veralteten Knochenbrüche unterscheidet sich von der primären dadurch, daß man die Fraktur eventuell anfrischt (s. stufenförmige Anfrischung, S. 100). An den Fingern wird mitunter ein seitlicher Schlitz in den Knochen gemeißelt und ein Corticalisspan in diesen Schlitz eingefalzt.

4. Fingerarthrodese und Oppositionsarthrodese des Daumens

Vorzubereiten sind:

Handinstrumente

2 kleine Knochenhaken

1 Knochenfaßzange nach Tuffier

Bohrdrähte, 1—1,2—1,4—1,6 mm stark

Spantischchen

Desouttertischchen.

Bei der Fingerarthrodese wird das Gelenk entfernt. Die Gelenkkörper werden mit einer Hand- oder Kreissäge abgetragen, so daß die beiden Knochenenden in richtiger Stellung gut aufeinanderpassen. Die neu geschaffene Knochenverbindung wird mit der Arthrodesenklemme aufeinandergepreßt und mit gekreuzten Bohrdrähten fixiert.

Bei der Oppositionsarthrodese des Daumens wird die Basis des ersten und zweiten Mittelhandknochens dargestellt. Dann wird in jeden Mittelhandknochen ein Schlitz gemeißelt. In diese Schlitze wird ein dreieckiges Knochenstück eingefalzt, das den Daumen in Oppositionsstellung hält. Zusätzlich wird meistens noch der erste Mittelhandknochen mit dem zweiten durch einen Bohrdraht verbunden.

5. Dupuytren'sche Kontraktur

Vorzubereiten sind:

Weichteilkorb

Sehneninstrumente.

Es handelt sich dabei um eine Verdickung und Schrumpfung der Palmarfaszie durch eine chronische Entzündung.

Durch einen Querschnitt in der Hohlhand wird die Haut in großer Ausdehnung abgelöst und die verdickte Palmarfaszie mit allen Ausläufern, einschließlich der noch gesunden Anteile, gänzlich entfernt. Die Präparation wird mit einem kleinen Skalpell, einer Präparierschere und dem Freer ausgeführt. Nach der Operation wird die Blutsperre geöffnet und die Blutung gestillt. Dann wird die Haut verschlossen und ein Kompressionsverband angelegt.

Manches Mal müssen auch noch Ausläufer dieser Faszie an den Fingern auspräpariert werden.

6. Hilgenfeldt-Plastik

Vorzubereiten sind:

Weichteilkorb
1 Knochenfaßzange nach Tuffier
1 Feile
1 Raspel
Sehneninstrumente
Nerveninstrumente
Bohrdrähte, 1—1,2—1,4—1,6 mm stark
1 gelochtes Meßlineal
1 Zieh-, 1 Zwick- und
1 Flachzange
Spantischchen
Desouttertischchen.

Bei der HILGENFELDT-Plastik wird der Mittelfinger an die Stelle des fehlenden Daumens gesetzt.

Der Gang der Operation ist folgender: Am Mittelfinger wird ein Hautschnitt angelegt, der in die Hohlhand verlängert wird. Die Strecksehne und auch die Knochen des Fingergrundgliedes werden durchtrennt.

Es werden die Nerven und Gefäße, die zum Mittelfinger ziehen, durch Schnitt in der Hohlhand präpariert und Gefäßäste zwischen ganz feinen Ligaturen durchtrennt. Nun wird die Haut in der Hohlhand unterminiert und der Mittelfinger, der an seinen Nerven und Gefäßen, die ihn ernähren, hängt, unter der Haut zum Daumen durchgezogen.

Die Haut am Daumen wird gut geöffnet und in den ersten Mittelhandknochen mit der Kreissäge eine Nut geschnitten. Das Grundglied des Mittelfingers wird federförmig angefrischt, so daß diese Feder genau und fest in die Nut am ersten Mittelhandknochen eingefügt werden kann. Dann wird die Strecksehne des Mittelfingers mit der des Daumens vernäht und die kurzen Muskeln des Daumens werden, soweit sie vorhanden sind, an die seitlichen Anteile der Strecksehne genäht. Die tiefe Beugesehne des Mittelfingers wird in der Hohlhand mit der Daumenbeugesehne durch Naht verbunden.

Dann wird die Haut des Mittelfingers mit der Haut des Daumenstumpfes vernäht. Die Lappenwunde am verbleibenden Stumpf des Mittelfingers und in der Hohlhand wird ebenfalls durch Hautnähte versorgt. Zur Ruhigstellung wird ein Gipsverband angelegt.

Zu den Operationen bei Hand- und Fingerverletzungen gehören noch folgende, bereits im allgemeinen Teil beschriebene Operationen:

a) Wundausschneidung und Naht;
b) Deckung von Hautdefekten;
c) Sehnennähte;
d) Sehnentransplantationen;
e) Nervennaht;
f) Nerventransplantationen;
g) Amputationen.

XIV. Operationen im Bereich der Hüfte

1. Operationen von Hüftverrenkungen mit Pfannenbrüchen

Der Patient wird auf dem Operationstisch seitlich gelagert.

Vorzubereiten sind:

Weichteilkorb
Knochenkorb mit Drahtnaht
Verschraubungsinstrumente
Desouttertischchen
1 gelochtes Meßlineal
Bohrdrähte, 2—2,2—2,5 mm stark.

Bei manchen Hüftverrenkungen ist auch ein Stück der Hüftpfanne ausgebrochen und verschoben. Wenn dieses Stück groß ist und sich unblutig nicht einrichten läßt, kann es notwendig sein, dieses Stück blutig zu reponieren und zu fixieren. Um genügend Übersicht zu haben, wird das Hüftgelenk durch einen großen Schnitt freigelegt. Es gibt verschiedene Zugangsoperationen zum Hüftgelenk. Wenn das abgebrochene Stück und die Abbruchfläche freigelegt sind, wird die Reposition durchgeführt. Nach der Einrichtung wird das abgebrochene Stück mit Schrauben oder mit Bohrdrähten fixiert.

2. Schenkelhalsnagelung

Der Patient wird auf dem KRÖMER-Tisch gelagert. Da die Umlagerung vom Bett auf diesen Operationstisch für den Patienten schmerzvoll ist, wird er noch im Bett narkotisiert. Es kann auch eine örtliche Betäubung gemacht werden.

Ist der Patient auf dem KRÖMER-Tisch gelagert, werden zwei Röntgenapparate für Aufnahmen von oben und seitlich eingestellt. Dann wird mit Leukoplast das JESCHKE-Gitter an der Beugeseite aufgeklebt und eine Röntgenaufnahme gemacht. Es folgt das Ausmessen des Röntgenbildes mit dem Fixlineal, das Auszählen der Quadrate des JESCHKE-Gitters und das Einstechen zweier Injektionsnadeln und wieder eine Röntgenaufnahme, um später den Nagel richtig einschlagen zu können. Das JESCHKE-Gitter wird nach dem Einstechen der Richtungsnadel entfernt.

Vorzubereiten ist folgendes Instrumentarium:

Weichteilkorb
Knochenkorb mit Drahtnaht
Verschraubungsinstrumente
Desouttertischchen
Schenkelhalsinstrumente, und zwar (Abb. 50):
2 scharfe Haken, groß
2 Selbsthalter, scharf
1 Nagelziehinstrument
1 Vorschlageisen
1 Nachschlageisen (mit Loch)
1 Schlitzhammer
1 Metallhammer
2 Ziehhaken
2 Schraubenschlüssel
3 Schraubenzieher
1 Richtungsdraht
5 Führungsdrähte
1 Nagelziehzange
1 Handgriff für Führungsdrähte
2 Schränkeisen
1 Kupferblech
3 Steinmann-Nägel
Schenkelhalsnägel von 8—12 cm Länge (Dreilamellennagel nach Böhler)
Böhler-Platten, verschiedene Längen
1 Wasserwaage mit Gradeinstellung
1 Zirkel
1 Winkelmesser
1 Jeschke-Gitter
Injektionsnadeln, verschiedene Längen.

Durch einen seitlichen Schnitt wird der Oberschenkelknochen unter Verziehung des Musculus vastus lateralis dargestellt. Es werden zwei Knochenhebel eingesetzt. Der Knochen wird mit einem Hohlmeißel und Hammer zum Bohren des Führungsdrahtes ein wenig eingekerbt. Der Führungsdraht wird mit dem Desoutter, an dem eine Wasserwaage steckt, in den Knochen gebohrt. Es wird eine Röntgenaufnahme gemacht. Bei guter Lage des Führungsdrahtes folgt das Vorfräsen der Nageleinschlagstelle mit der Zylinderfräse. Dabei muß mit Kochsalzlösung gespült werden. Für die Nagellamellen werden mit dem Flachmeißel und Hammer Kerben gemeißelt. Die Länge des Führungsdrahtes, der vom

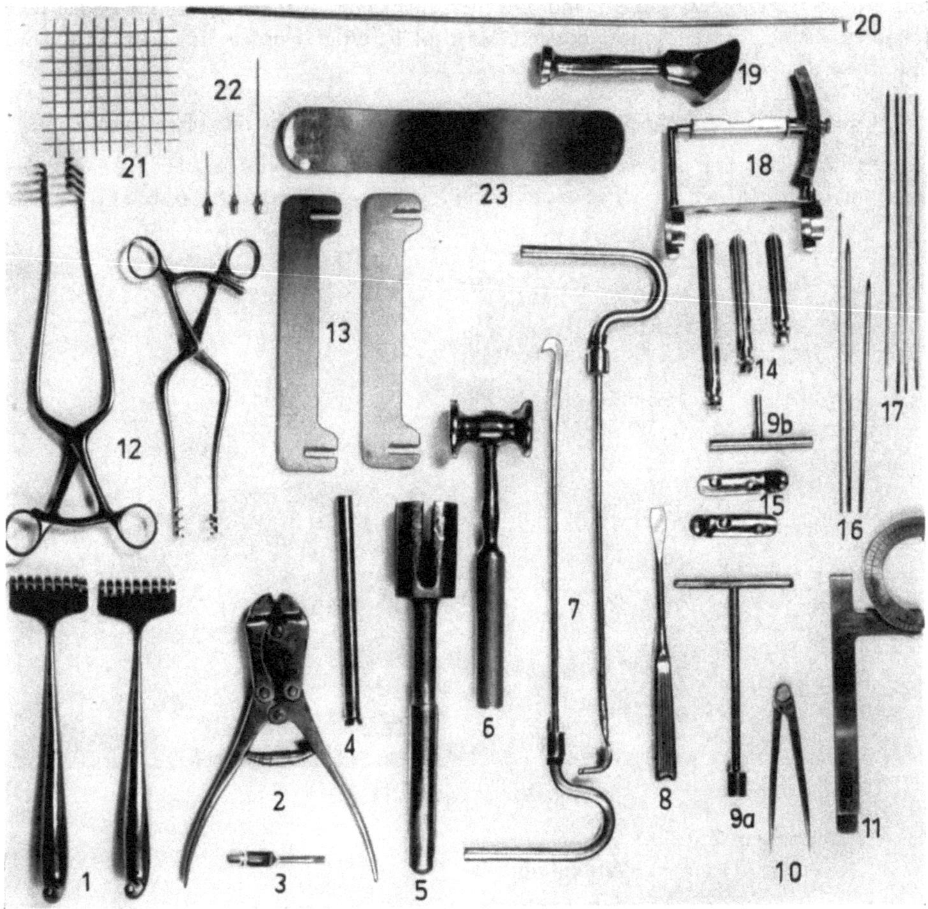

Abb. 50. Schenkelhalsinstrumente

1 große, scharfe Haken
2 Nagelziehzange
3 Nagelziehinstrument
4 Vorschlageisen mit Loch
5 Schlitzhammer
6 Metallhammer
7 Ziehhaken
8 Schraubenzieher
9a Schraubenschlüssel
9b Handgriff für Führungsdraht
10 Zirkel
11 Winkelmesser
12 Selbsthalter, scharf
13 Schränkeisen
14 Schenkelhalsnägel nach Böhler
15 Böhler-Platten
16 Steinmann-Nägel
17 Führungsdrähte
18 Wasserwaage mit Gradeinstellung
19 Nachschlageisen
20 Richtungsdraht
21 Jeschke-Gitter
22 Injektionsnadeln
23 Kupferblech

Knochen heraussteht, wird gemessen und darnach richtet sich die Länge des Nagels (Lineal). Der Dreilamellennagel wird mit Vorschlageisen und Hammer hineingeschlagen und der Führungsdraht herausgezogen. Es wird wieder eine Röntgenaufnahme gemacht. Eventuell wird ein Laschendrain eingelegt, das an der Haut fixiert wird. Die Wunde wird in Schichten verschlossen und im Bett verbunden.

Jetzt wird noch der Steinmann-Nagel gezogen, den der Patient vor der Schenkelhalsnagelung zur Extension bekam. Der Steinmann-Nagel wird zweimal mit Benzin und Alkohol gereinigt, jodiert und mit der Ziehzange gezogen. Auf die Nagelstelle kommen kleine sterile Tupfer, die mit Mastisol befestigt werden. Im Bett wird noch ein Schlußröntgen gemacht.

3. Operative Behandlung pertrochantärer Oberschenkelbrüche mit Nagel und Platte

Die Vorbereitung und Lagerung des Patienten erfolgt wie bei der Schenkelhalsnagelung (eventuell wird der Patient auf dem MAQUET-Tisch gelagert [Abb. 51]).

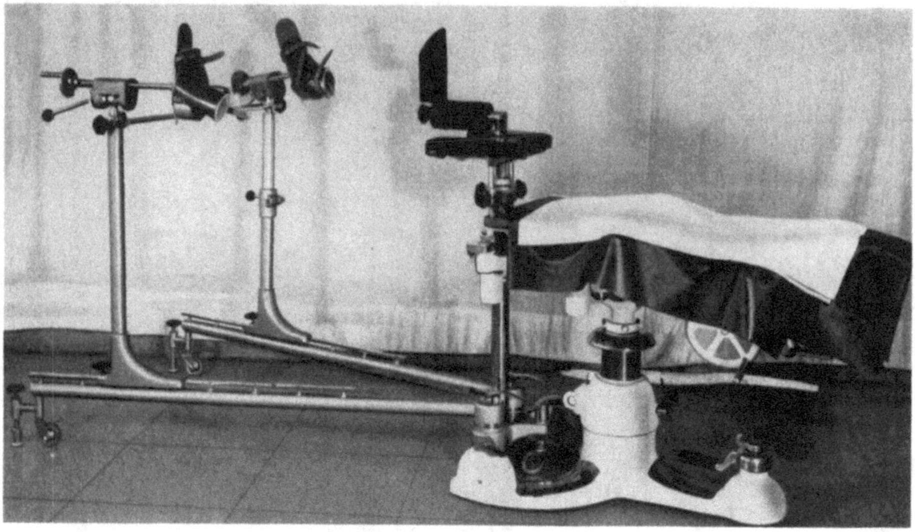

Abb. 51. MAQUET-Tisch

Vorzubereiten sind:

Weichteilkorb
Knochenkorb
Schenkelhalsinstrumente
Verschraubungsinstrumente
Desouttertischchen.

Der Verlauf der Operation bis zum Einschlagen des Dreilamellennagels ist ebenso wie bei der Schenkelhalsnagelung.

Nach dem Einschlagen des Dreilamellennagels wird eine BÖHLER-Platte angebracht, die am Dreilamellennagel und am Knochen wie folgt befestigt wird:

An den Lamellennagel wird die Platte mit einer Schraube und Springring und dem dazu passenden Schraubenschlüssel festgeschraubt. Mit dem Desoutter werden im Knochen Löcher, gleich denen der Platte, vorgebohrt. Mit Sonde und Millimeterlineal wird die Länge der Bohrlöcher gemessen. Darnach richtet sich die Länge der Schrauben. Diese werden mit einem fixierbaren Schraubenzieher eingeschraubt. Zum Weiterschrauben kann ein Desoutter, der mit einem Schraubenzieher armiert ist, Verwendung finden.

Der weitere Verlauf der Operation ist der gleiche wie bei der Schenkelhalsnagelung.

4. Hüftarthrodesen

Zu diesen Operationen wird der Patient auf dem KRÖMER-Tisch gelagert.

Vorzubereiten sind:

Weichteilkorb
Knochenkorb
Schenkelhalsinstrumente
1 Arthrodesenbohrer nach Scherbichler (Abb. 52)
Desouttertischchen
Verschraubungsinstrumente
eventuell ein Spantischchen.

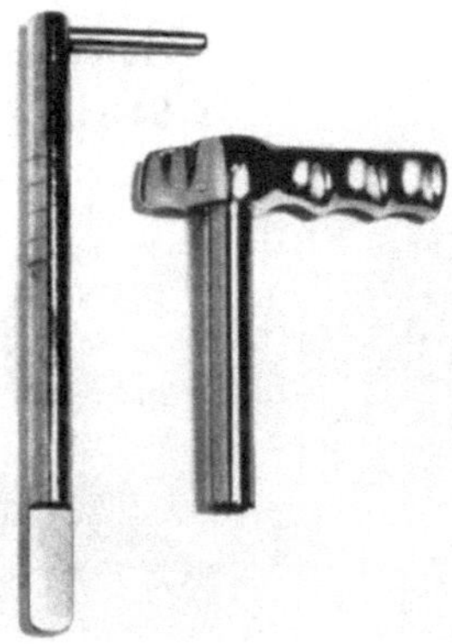

Abb. 52. Arthrodesenbohrer nach SCHERBICHLER

a) **Nagelarthrodese:** Diese Operation wird wie die Schenkelhalsnagelung durchgeführt. Es wird nur ein längerer Nagel verwendet.

b) **Doppelnagelarthrodese:** Hierbei wird die Hüfte durch zwei in einem bestimmten Winkel zueinanderstehende Schenkelhalsnägel versteift.

c) **Verriegelungsspäne:** Die knöcherne Überbrückung des Hüftgelenkes wird durch Verriegelungsspäne oder Anlegespäne beschleunigt.

Es gibt noch verschiedene Methoden der Hüftgelenkversteifung, zum Beispiel die Spanverbindung zwischen dem Oberschenkelschaft und dem Sitzbein oder die Methode nach KÜNTSCHER, bei welcher das Hüftgelenk durch einen entsprechend eingestellten Bohrer aufgesplittert und dann eine Federhohlschraube zur Stabilisierung verwendet wird. Auch ein Marknagel, der durch das Darmbein in den Oberschenkelschaft vorgeschlagen wird, kommt zur Anwendung.

Der Operationsgang bei oben genannten Operationen ist ähnlich wie bei der Schenkelhalsnagelung.

5. Gedeckte subtrochantäre Osteotomie

Die Vorbereitung des Patienten erfolgt wie bei der Schenkelhalsnagelung. Der Patient wird entweder auf dem KRÖMER-Tisch oder im großen Schraubenzugapparat (Abb. 53) gelagert.

An Instrumentarium ist folgendes vorzubereiten (Abb. 54):

1 Nahttischchen, ergänzt durch:

10 Klemmen
6 Wäscheklemmen
2 Rechenhaken
1 Raspatorium
2 Knochenhebel nach Hohmann
Flachmeißel, verschiedene Breiten
1 Schlegel
1 Hammer
3 Steinmann-Nägel.

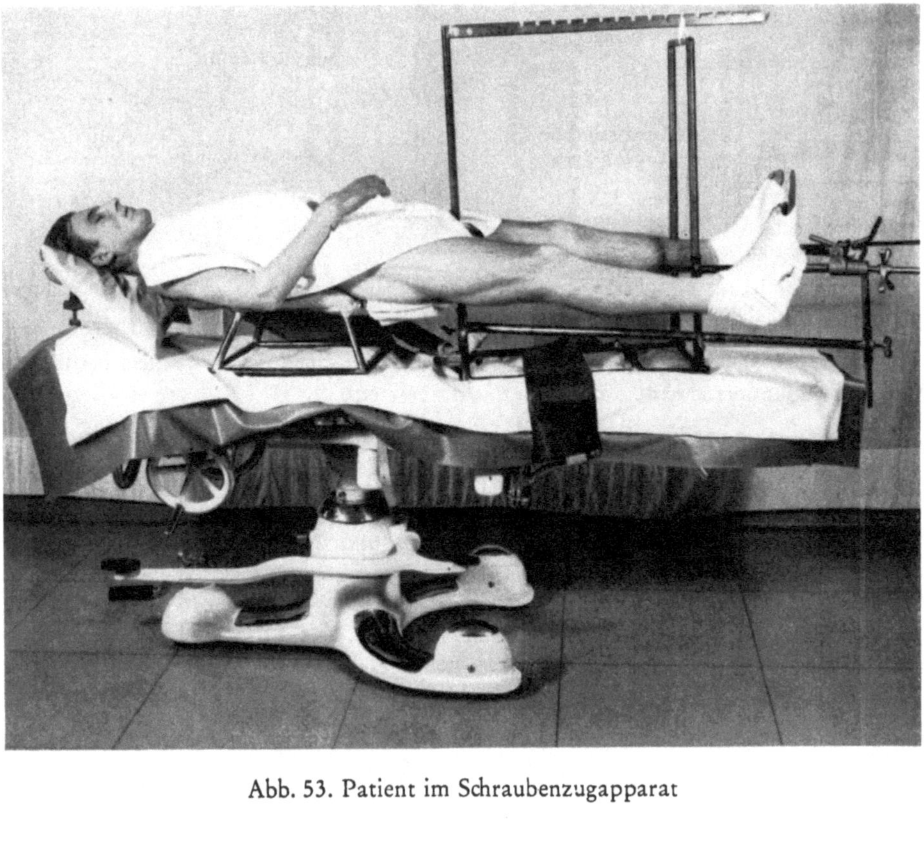

Abb. 53. Patient im Schraubenzugapparat

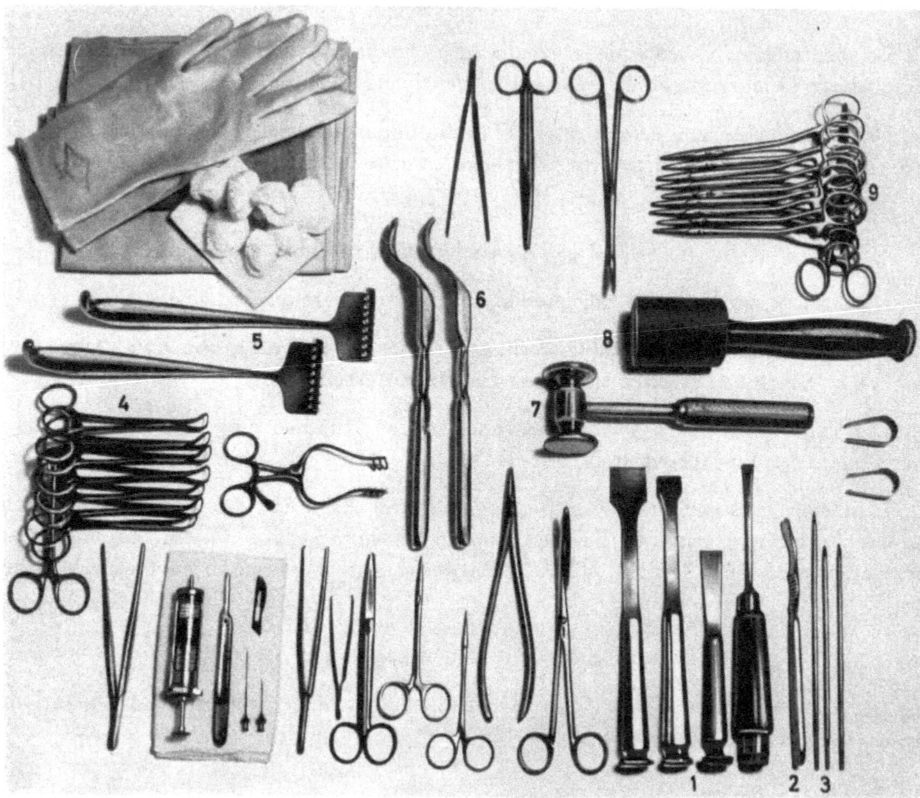

Abb. 54. Tischchen zur Osteotomie

Nahttischchen, ergänzt durch:

1 verschieden große Meißel
2 Raspatorium
3 S t e i n m a n n - Nägel
4 Wäscheklemmen
5 Rechenhaken
6 Knochenhebel nach H o h m a n n
7 Metallhammer
8 Schlegel
9 K a s p a r - Klemmen

Der Hautschnitt erfolgt unterhalb des Trochanters. Die Faszie wird durchtrennt. Für die Osteotomie werden ein Flachmeißel und ein Schlegel verwendet. Dann wird der Oberschenkel in den richtigen Winkel eingestellt und so die Korrektur der Fehlstellung des Knochens vorgenommen. Die Wunde wird durch Hautnähte verschlossen. Es wird nun für 12 Wochen ein Brustbeckenbeingipsverband angelegt.

Die neue Stellung der Knochenfragmente wird durch je einen STEINMANN-Nagel, der in das körpernahe und in das körperferne Knochenstück eingetrieben wurde, festgehalten, indem diese STEINMANN-Nägel, die aus der Haut vorstehen, mit eingegipst werden.

6. Offene subtrochantäre Osteotomie

Bei der offenen Osteotomie wird die neue Stellung der Knochenfragmente in der Regel durch Osteosynthese mit Schenkelhalsnagel und Platte aufrechterhalten.

Das Instrumentarium bei der offenen Osteotomie ist das gleiche, wie es bei der operativen Behandlung pertrochantärer Oberschenkelbrüche gebraucht wird (s. S. 120).

7. Telson-Schraubenfixation

Der Patient wird wie zur Schenkelhalsnagelung vorbereitet und gelagert.

Vorzubereiten sind ein Nahttischchen, welches durch eine große Zwickzange und Telson-Schrauben ergänzt wird, und ein Desouttertischchen.

Die TELSON-Schrauben werden perkutan in den Knochen eingebohrt. In der Haut werden an der Einführungsstelle der TELSON-Schrauben Stichinzisionen gemacht.

Falls eine TELSON-Schraube nicht die gewünschte Lage erreicht, wird sie mit einem eigenen Instrument entfernt. Dieses faßt die TELSON-Schraube an dem aus der Haut herausstehenden Ende fest, so daß die TELSON-Schraube herausgeschraubt werden kann.

8. Entfernung des Schenkelhalsnagels und der Platte

Der Patient wird auf dem Operationstisch in Seitenlage gelagert. Das Operationsgebiet wird gereinigt und steril abgedeckt.

Vorzubereiten sind:

Weichteilkorb

2 Lexer-Meißel

2 Hohlmeißel

1 Schlegel

Schraubenschlüssel

1 Schraubenzieher

1 Nagelziehinstrument

2 Ziehhaken

1 Schlitzhammer.

Die Operation beginnt durch einen Hautschnitt im oberen Drittel des Oberschenkels. Früher wurde ein neuer Hautschnitt verwendet, um den Nagel zu entfernen. Jetzt benützen wir denselben Hautschnitt, der bei der Operation verwendet wurde, um eine weitere Narbe zu vermeiden. Die Wundränder werden mit Wundspreizern auseinandergehalten. Mit Schere und chirurgischer Pinzette und unter Blutstillung werden die Platte und der Nagel freigelegt. Mit dem Schraubenzieher werden die Schrauben und damit auch die Platte entfernt. In den Nagel wird das Nagelziehinstrument eingeschraubt und dieser mit Ziehhaken und Schlitzhammer entfernt. Die Wunde wird in üblicher Weise verschlossen und verbunden.

9. Nagelentfernung bei verbogenem Nagel

Bei verbogenem oder gebrochenem Nagel wird der Knochen ausgemeißelt und so der Nagel entfernt.

Wenn der Nagel abgebrochen ist, werden dicke Drähte, die am Ende häkchenartig gebogen sind, eingeführt, welche die Nagelspitze fassen. Mit Hilfe dieser Drähte wird dann der Nagel durch Hammerschläge herausgezogen.

XV. Operationen am Oberschenkelschaft

1. Gedeckte Marknagelung

Der Patient wird auf dem WITTMOSER-Tisch (Abb. 55) gelagert. Das Operationsgebiet wird z. B. mit Merfen desinfiziert und mit sterilen Tüchern abgedeckt. Während dieser Operation bekommt der Patient wie bei allen größeren Eingriffen eine Tropfinfusion.

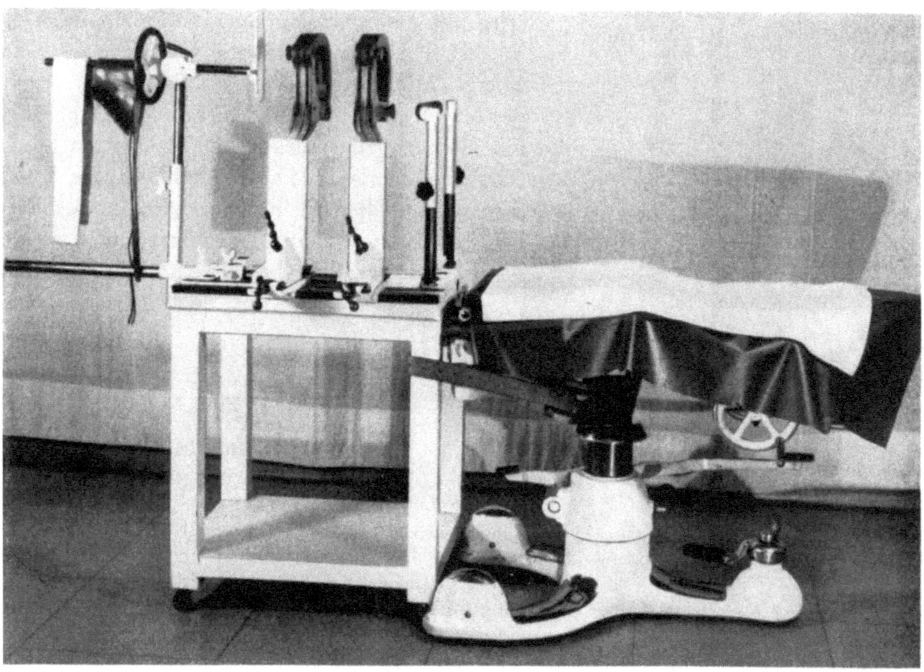

Abb. 55. WITTMOSER-Tisch

Der WITTMOSER-Tisch ist derzeit das geeigneteste Gerät, um Oberschenkel- und Unterschenkelbrüche für die Lagerung zur Marknagelung einzustellen

An Instrumentarium ist vorzubereiten:

Weichteilkorb

Nagelungsinstrumente, und zwar (Abb. 56 und 57):

Bohrer, verschiedene Größen
Marknägel, verschiedene Größen
1 Metallhammer
1 Schlitzhammer
1 Ziehhaken
2 Nachschlageisen
Nachschlagnägel, verschiedene Größen
1 Böhler-Zange
2 Pfrieme
2 Wundspreizer
1 Kupferblech.

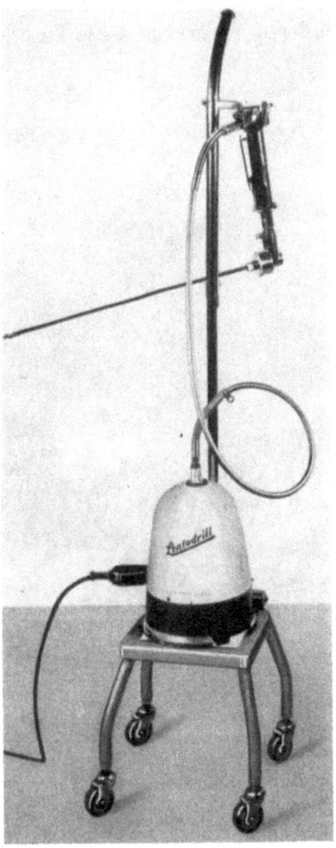

Der 3 cm lange Hautschnitt wird mit einem Skalpell am großen Rollhöcker angelegt. Die Wundränder werden mit Abdecktüchern abgedeckt und es wird ein Wundspreizer eingesetzt. Nun wird mit der Schere zunächst die Faszie, dann der Muskel durchtrennt und der Wundspreizer tiefer gesetzt. Mit dem Pfriem wird die Einschlagstelle des Nagels am Trochanter aufgebohrt. Dann kann mit Bohrern zunehmender Dicke der Markraum erweitert werden. Mit dem Bildwandler wird die Lage des Bohrers im Markraum kontrolliert. Ein Führungsspieß wird eingeführt und über diesem ein entsprechend dickerMarknagel eingeschla-

Abb. 56. Lentodrill

Der Motor steht auf einem fahrbaren Gestell. Die flexible Welle ist mit dem Getriebe, welches am Ständer hängt, verbunden. Im Getriebe ist die biegsame Bohrwelle mit dem auswechselbaren Bohrkopf verbunden. Flexible Bohrwelle und Bohrkopf sind auf einem Führungsspieß aufgezogen. Das Getriebe gestattet drei Geschwindigkeiten. Die Drehzahl ist relativ langsam. Die Bohrköpfe haben steigende Durchmesser. Sie werden verwendet, um den Markraum von Röhrenknochen genügend weit aufzubohren

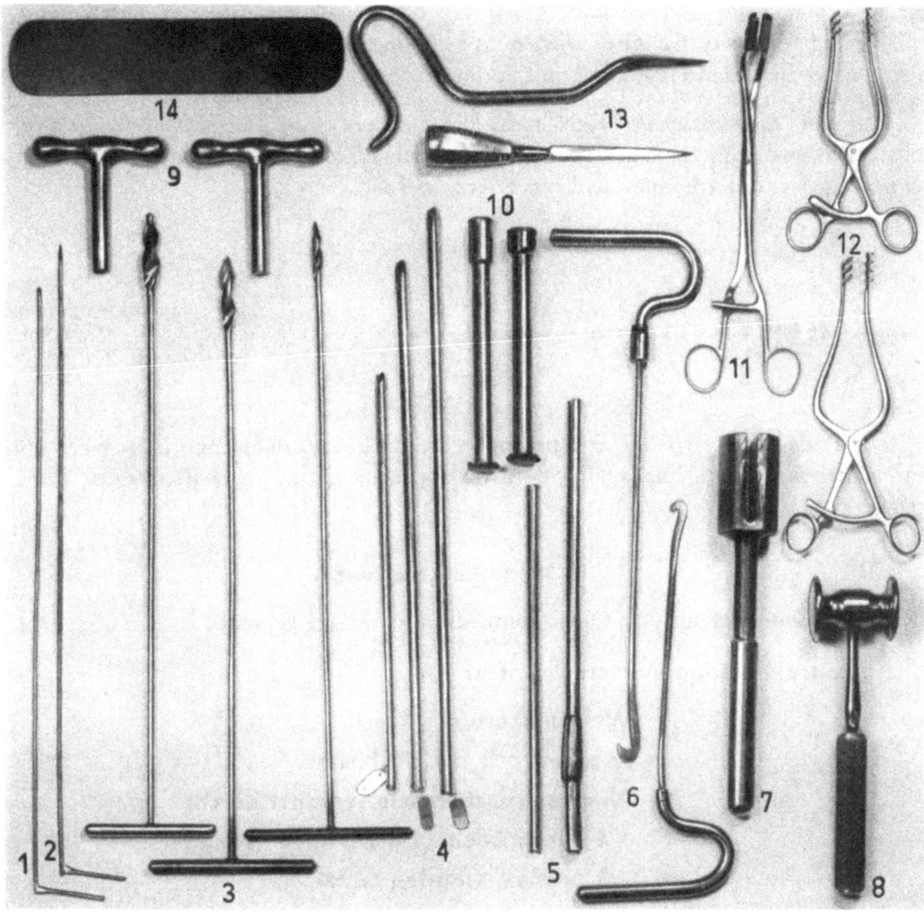

Abb. 57. Nagelungsinstrumente

1 stumpfer Führungsspieß
2 spitzer Führungsspieß
3 verschieden große Bohrer
4 verschieden große Marknägel nach Küntscher
5 Nachschlagnägel
6 Ziehhaken
7 Schlitzhammer
8 Metallhammer
9 Handgriffe
10 Nachschlageisen
11 Böhler-Zange
12 Wundspreizer
13 verschiedene Pfrieme
14 Kupferblech

gen. Der Marknagel wird bis auf 2 cm an das Kniegelenk eingeschlagen. Der Führungsspieß wird entfernt. Es wird wieder eine Röntgenaufnahme gemacht. Abschließend erfolgen Faszien- und Hautnähte und darüber kommt ein steriler Verband.

Hat der eingeschlagene Nagel nicht die entsprechende Länge, muß er mit dem Ziehhaken und Schlitzhammer oder mit dem Ziehgerät nach KÜNTSCHER (Abb. 58) zurückgezogen und durch einen anderen ersetzt werden.

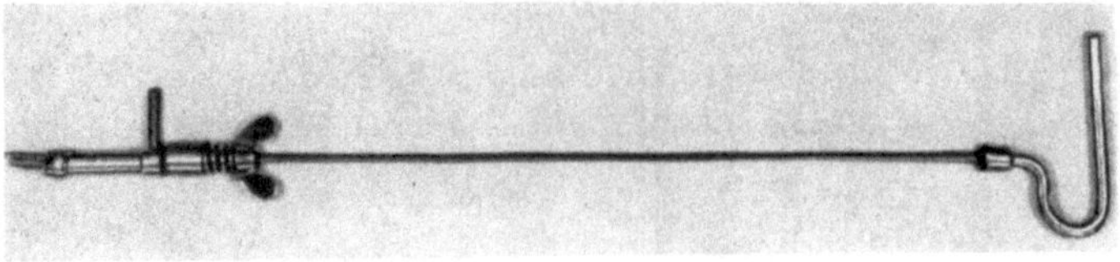

Abb. 58. Ziehinstrument für Marknägel nach KÜNTSCHER

Der Patient hatte vor dieser Operation eine Extension, die er nun nicht mehr nötig hat, daher wird der Tibianagel entfernt. Das Bein wird auf eine BRAUN'sche Schiene gelagert.

2. Offene Marknagelung

Der Patient wird auf dem Operationstisch in Seitenlage gebracht.

An Instrumentarium ist vorzubereiten:

Weichteilkorb
Knochenkorb mit Drahtnaht
Nagelungsinstrumente, ergänzt durch:
- **4 verschiedene Lambotte-Zangen**
- **1 großen, scharfen Löffel**
- **1 großes Raspatorium**
- **2 tiefe Wundspreizer**
- **1 Paar große, scharfe Haken**

Spantischchen
Desouttertischchen.

Die Operation beginnt durch einen Hautschnitt über der Bruchstelle. Blutende Gefäße werden abgeklemmt oder ligiert. Die Wundränder werden abgedeckt und zwei große, scharfe Haken in die Wunde eingesetzt. Mit einer Schere wird die Faszie durchtrennt und zwischen den Muskeln bis zum Knochen vorgegangen. Es werden jetzt die tiefen Wundspreizer eingesetzt, mit dem Raspatorium das Periost vom Knochen abgeschoben und dadurch der Bruch freigelegt. Mit Schere und Pinzette werden gequetschtes Gewebe und lose kleine Knochenstücke entfernt. Anstatt des Wundspreizers werden jetzt Knochenhebel eingesetzt und mit je einer sperrbaren Knochenfaßzange wird der Knochen ober- und unterhalb des Bruches gefaßt. Mit einem Bohrer wird nötigenfalls der Markraum erweitert. In das proximale Bruchstück wird der Führungsspieß eingeschlagen, bis seine

Spitze über der Haut am Trochanter erscheint. Über der Spitze des Führungsdrahtes wird ein Hautschnitt von ungefähr 1½ cm gemacht. Über diesem Führungsspieß wird der entsprechende Marknagel bis zur Bruchstelle vorgeschlagen. Nun wird der Führungsspieß entfernt und vom oberen Ende in den Markkanal bis zum Bruchende wieder eingeführt. Jetzt wird mit zwei Einzinkern und den zwei sperrbaren Knochenfaßzangen der Bruch reponiert und der Führungsspieß in das periphere Fragment vorgeschlagen. Es folgt eine Röntgenkontrolle. Sitzt der Führungsspieß gut, wird der Marknagel mit Nachschlageisen oder Nachschlagnagel und Hammer darübergeschlagen. Jetzt wird der Führungsspieß herausgezogen.

Manches Mal wird an der Bruchstelle ein Span beigelegt, entweder ein Eigenspan oder ein Fremdspan. Die Bruchstelle kann durch eine Drahtnaht fixiert werden. Der Span wird mit Desoutter und Kreissäge zurechtgeschnitten und dem Knochen angelegt. Die Drahtumführungsnadel wird eingeschoben, der Draht mittels Draht- und Spitzzange in die Drahtumführungsnadel eingeführt, durchgezogen und an der Drahtumführungsnadel abgezwickt. Mit der Spitzzange wird der Draht jetzt in die Spannzange geführt, gespannt und zugedreht und mit der Zwickzange abgezwickt. Nun wird eine Röntgenaufnahme gemacht.

Abschließend werden Schichtnähte mit runden Nadeln und Perlon 00 und Hautnähte mit scharfen Nadeln und Perlon 000 gemacht. Darüber kommt ein steriler Verband.

So wie bei der gedeckten Marknagelung ist ein Tibiaextensionsnagel zu ziehen. Das Bein wird auf eine BRAUN'sche Schiene gelagert und dann wird das Schlußröntgen gemacht.

3. Stellungsosteotomie des Oberschenkels

Der Patient wird auf dem Operationstisch in Rückenlage gebracht. Unter das Knie bekommt er einen Sandsack oder eine Gummirolle. Auch werden eine Blutleere und eine pneumatische Blutsperre angelegt.

Vorzubereiten sind der Weichteilkorb und der Knochenkorb.

Die Operation beginnt durch einen Längsschnitt am Oberschenkel. Blutende Gefäße werden abgeklemmt und das Gewebe wird bis zur Faszie weiter durchtrennt. Die Wundränder werden abgedeckt und große, scharfe Rechenhaken in die Wunde eingesetzt. Nun wird mit Schere und Pinzette die Faszie durchtrennt, der Muskel gelöst und zur Seite geschoben. Anstatt der Rechenhaken werden Knochenhebel eingesetzt. Der Oberschenkelknochen wird freigelegt, indem mit dem Raspatorium das Periost abgeschoben wird. Jetzt wird mit einem LEXER-Meißel und Hammer vorgemeißelt. Abspringende Knochenteilchen werden in einem Schälchen aufgehoben. Ist vorgekerbt, wird mit einem breiten Flachmeißel osteotomiert. Die kleinen Späne werden wieder beigelegt und eventuell mit einem Nachschlageisen und Hammer in den Spalt gestopft. Die Knochenhebel werden wieder entfernt und Rechenhaken eingesetzt. Es wird die Faszie mit runden Nadeln und Perlon 00 genäht, die Abdeckung weggenommen und die Haut mit scharfen Nadeln und Perlon 000 genäht. Darüber kommt ein steriler Verband.

Im Schraubenzugapparat wird in der beabsichtigten Stellung ein Beckenbeingipsverband angelegt. Abschließend wird eine Röntgenkontrolle gemacht.

Die Knochendurchtrennung kann auch mit einer GIGLI-Säge ausgeführt und die Knochen können mit einem Marknagel fixiert werden.

4. Marknagelung im Anschluß an die Stellungsosteotomie

Anschließend an die Stellungsosteotomie kann man eine *offene* Marknagelung durchführen. Zum Schluß wird eine Röntgenaufnahme gemacht.

5. Amputation (s. Allgemeiner Teil, S. 57)

XVI. Operationen am unteren Oberschenkelende

1. Kondylenverschraubung und Fixation

Der Patient wird in Rückenlage auf den Operationstisch gebracht und es werden eine Blutleere und eine pneumatische Blutsperre angelegt. Nach der chirurgischen Reinigung der Haut wird das Operationsgebiet steril abgedeckt.

Vorzubereiten sind:

Weichteilkorb
Knochenkorb
Desouttertischchen
1 Zieh-, 1 Zwick- und 1 Flachzange
1 gelochtes Meßlineal
Bohrdrähte, verschiedene Stärken
lange Kondylenschrauben
1 Schlüssel für die Kondylenschraube
2 Schlüssel zum eventuellen Zurückziehen der Kondylenschraube
1 Kabelzwickzange.

Die Operation beginnt durch einen Hautschnitt über dem Kondyl mit Skalpell und chirurgischer Pinzette. Mit der Präparierschere wird die Subkutis durchtrennt und anschließend werden die Wundränder mit Abdecktüchern und Wäscheklemmen abgedeckt. Nun werden zwei scharfe Rechenhaken in die Wunde eingesetzt und bis zum Periost weiter freipräpariert. Jetzt werden Wundspreizer oder stumpfe Rechenhaken eingesetzt. Das Periost wird mit dem Raspatorium, teilweise auch mit dem Freer, abgeschoben und der Knochen mit zwei kleinen Knochenhaken reponiert. Sollte der Knorpel beschädigt sein, wird dieser mit Schere und Skalpell geglättet. Es folgt die Fixation mit einem oder zwei sog. gekreuzten Bohrdrähten und anschließend wird eine Röntgenkontrolle gemacht, denn der Bohrdraht darf nicht im Gelenkspalt liegen. Die Bohrdrähte werden mit einem Desoutter eingeführt. Manchmal wird auch eine Kondylenschraube zum Festhalten auseinandergebrochener Oberschenkelknorren verwendet. Nach Entfernung von Beilagscheibe und Mutter von einer Seite der Kondylenschraube wird diese in den Desoutter eingespannt und so in den Knochen gebohrt, daß der Kondylenbruch gut fixiert wird. Jetzt wird wieder eine Röntgenkontrolle gemacht. Liegt die Schraube richtig, wird sie an beiden Enden wieder mit Mutter und Beilagscheibe armiert und das über die Mutter vorstehende Ende der Schraube abgezwickt. Die eine Mutter wird mit einer Kombinationszange gehalten und auf der anderen Seite die Mutter mit dem Kondylenschraubschlüssel eingedreht, so daß die Kondylen gut fixiert sind. Es wird nochmals eine Röntgenkontrolle gemacht und dann werden die vorstehenden Schrauben oder Drähte abgezwickt. Abschließend werden Schichtnähte gemacht und darüber kommt ein steriler Verband. Entweder wird die Extension weiter belassen oder es wird ein Gipsverband zur Ruhigstellung verwendet.

2. Quadrizepsplastik nach Payr

Der Patient wird auf dem Operationstisch in Rückenlage gebracht und unter das Knie ein Polster oder eine Gummirolle geschoben.

Vorzubereiten ist der Weichteilkorb, ergänzt durch einen großen und einen mittelgroßen Wundspreizer.

Die Operation beginnt durch einen Längsschnitt an der Streckseite mit Skalpell und chirurgischer Pinzette über der Patella. Die Subkutis wird durchtrennt und blutende Gefäße werden mit Klemmen abgeklemmt. Die Wundränder werden mit Abdecktüchern abgedeckt und ein Wundspreizer oder zwei scharfe Haken in die Wunde eingesetzt. Der Quadrizeps wird präpariert und die Quadrizepssehne von den Vasti abgetrennt. Dann werden die Kniescheibe und die Verwachsungen der Muskeln gelöst und die Muskelbäuche des Vastus medialis und lateralis weiter proximal an der Quadrizepssehne vernäht. Diese Operation wird zur Beweglichmachung des Kniegelenkes durchgeführt. Abschließend werden Schichtnähte gemacht. Das Bein wird zuerst auf eine BRAUN'sche Schiene, am nächsten Tag auf eine Fersenbeinschiene gelagert.

3. Oberschenkelamputation nach Callander

Siehe allgemeiner Teil.

XVII. Operationen im Bereich des Kniegelenkes

1. Operation des Kniescheibenbruches mit Drahtnähten

Die Vorbereitung des Patienten im Operationssaal geschieht so, daß bei allen ventralen Öffnungen der Patient auf dem Rücken gelagert wird. Es wird eine pneumatische Blutsperre angelegt, nachdem das Bein durch festes Auswickeln mit einer Eßmarchbinde blutleer gemacht wurde. Die Haut wird von der Mitte des Oberschenkels bis zum Sprunggelenk mit gefärbter Merfenmischung bestrichen. Das Bein wird in typischer Weise abgedeckt.

Vorzubereiten sind:

Weichteilkorb
Knochenkorb mit Drahtnaht
Desouttertischchen.

Zu Beginn der Operation wird mit Skalpell und chirurgischer Pinzette die Haut durchtrennt und die Wundränder werden mit Abdecktüchern abgedeckt. Dann wird die

Patella freipräpariert und mit Freer, Einzinkern und Pinzette reponiert, nachdem das Periost an den Frakturrändern 3 mm mit dem Freer abgeschoben wurde. Die Drahtnaht wird anschließend entweder zirkulär oder durch Bohrlöcher geführt.

a) **Zirkulär:** In eine gebogene Ahle wird, nachdem diese einen Teil der Patella umfaßt, der Draht, 0,8–1 mm stark, eingefädelt, der Draht im Öhr umgebogen und die Ahle zurückgezogen. Dann werden die Drahtenden gleichgezogen, in die Spannzange eingeführt und mit einer Spitzzange fixiert. Jetzt wird der Draht um die Kniescheibe angezogen, gespannt, gedreht und mit der Zwickzange abgezwickt. Das ½ cm lange gedrehte Ende wird mit der Flachzange umgebogen. Es folgt eine Röntgenkontrolle. Anschließend werden der Streckapparat und die Haut genäht.

b) **Durchbohrte Drahtnaht:** Nach der Reposition der Patella werden in diese mit dem Desoutter und dem Bohrer quere Löcher gebohrt und durch diese wird der Draht gezogen und fixiert. Befestigt wird der Draht wie bei der zirkulären Drahtnaht. Der Wundverschluß erfolgt wie oben.

2. Operation des Kniescheibenbruches mit gekreuzten Bohrdrähten

Die Vorbereitung und Lagerung des Patienten erfolgt wie bei Punkt eins, ebenso wird eine Blutsperre angelegt.

Vorzubereiten sind:

Weichteilkorb
Knochenkorb
1 Zieh-, 1 Zwick- und 1 Flachzange
1 gelochtes Meßlineal
Bohrdrähte, verschiedene Stärken (Kirschner-Drähte)
Desouttertischchen.

Nach dem Freilegen der Bruchstelle wird das Periost von den Bruchrändern 1–3 mm abgeschoben und dann der Bruch mit zwei Einzinkern anatomisch genau reponiert. Nun werden die Bruchstücke durch schräge KIRSCHNER-Drähte, die zueinander gekreuzt sind, verbunden. Die Drähte werden gewöhnlich in einer Dicke von 1,6–2 mm verwendet. Die dadurch erzielte Knochenverbindung ist bei queren Bruchformen noch fester als die Drahtnaht. Die Drähte werden so abgezwickt, daß sie unter der Haut noch tastbar sind. Dann wird der gerissene Streckapparat durch U-Nähte wieder zusammengefügt und die Wunde durch Hautnähte verschlossen. In manchen Fällen wird zur Ruhigstellung unmittelbar nach der Operation ein Gipsverband angelegt.

3. Meniskusoperation

Der Patient wird wie bei Punkt eins vorbereitet, nur hängt der Unterschenkel herab.

Vorzubereiten sind der Weichteilkorb, ein Tenotom und das Meniskusbesteck, bestehend aus (Abb. 59):

2 stumpfen Häkchen, verschieden groß
1 scharfen Häkchen
2 gebogenen chirurgischen Mosquitoklemmen
1 Schere nach Berthold
1 Klemme nach Hartmann
2 Meniskussonden
2 Meniskusfaßzangen
1 Meniskotom
2 gebogenen Haken.

Der Zugang zur Hauptoperation ist je nach der Verletzung des äußeren oder inneren Meniskus entweder lateral oder medial.

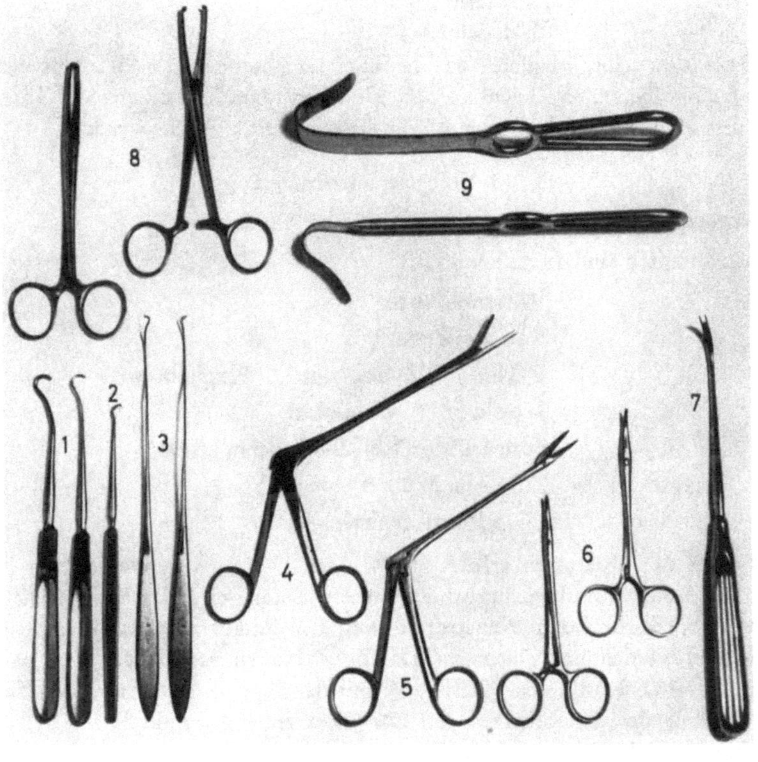

Abb. 59. Meniskusbesteck

1 stumpfe Häkchen
2 scharfes Häkchen
3 Meniskussonden
4 Klemme nach Hartmann
5 Schere nach Berthold
6 gebogene chirurgische Mosquitoklemmen
7 Meniskotom
8 Meniskusfaßzangen
9 gebogene Haken

Die Wundränder werden nach dem Hautschnitt abgedeckt. Mit der spitzstumpfen Schere und einer chirurgischen Pinzette wird das Gelenk eröffnet und der Gelenkspalt mit einem LANGENBECK-Haken und zwei mittelgroßen, dreizinkigen Haken eingestellt. Der Meniskus wird mit einem stumpfen Häkchen unterfahren, vorgezogen, mit der Faßzange gefaßt und mit dem Tenotom abgetrennt. Die Gelenkkapsel wird mit kleinen, runden Nadeln und Perlon 000 verschlossen und die Haut genäht. Darüber kommt ein Kompressionsverband.

Bei uns wird meistens nur der abgerissene Anteil des Meniskus entfernt.

4. Operation von Gelenkmäusen

Die Vorbereitung des Patienten sowie der Instrumente ist die gleiche wie bei der Meniskusoperation.

Die Stelle des Hautschnittes ist abhängig von der Lage der Corpora libera und kann daher sein:

1. lateral
2. medial
3. dorsal.

Die Operation selbst ist gleich wie bei der Meniskusoperation, nur mit dem Unterschied, daß hier die freien Gelenkkörper mit einer Meniskusfaßzange gefaßt und entfernt werden. Zum Abschluß muß eine Röntgenkontrolle gemacht werden.

5. Kniegelenkarthrodese

Die Vorbereitung des Patienten erfolgt wie bei Punkt eins.

An Instrumenten sind vorzubereiten:

Weichteilkorb
Knochenkorb
1 Zieh-, 1 Zwick- und 1 Flachzange
1 gelochtes Meßlineal
Bohrdrähte: 1,8—2—2,2 mm stark
2 Steinmann-Nägel
Desouttertischchen.

Der Beginn der Operation erfolgt durch einen U-förmigen oder queren Schnitt in die Haut mit Skalpell und chirurgischer Pinzette. Dann wird das Kniegelenk mit Präparierschere und chirurgischer Pinzette eröffnet. Die Patella und das Ligamentum proprium patellae werden mit einem mehrzinkigen Haken nach oben gezogen und die Gelenkflächen mit einem breiten Meißel oder mit der Säge so angefrischt, daß die Flächen bei einer Stellung des Kniegelenkes von 170 Grad guten Kontakt haben. Anschließend wird die Patella entknorpelt und das Kniescheibenband wieder angenäht.

Um die Gelenkkörper in guter Stellung zu halten und gut aufeinanderzupressen, wird entweder quer durch das körpernahe und körperferne Fragment je ein STEINMANN-Nagel getrieben, die STEINMANN-Nägel werden mit kräftigen Gummibändern verbunden, oder es wird je ein Bohrdraht in den Ober- und Unterschenkel gebohrt und die Bohrdrahtenden werden in einem Spannbügel befestigt (GREIFENSTEINER).

Nach einer Röntgenkontrolle werden Schichtnähte gemacht und es wird ein Oberschenkelgipsverband angelegt, der bis auf den letzten Faden gespalten wird.

Zur Ruhigstellung einer Kniegelenkarthrodese kann auch ein langer Marknagel verwendet werden (65—70 cm). Dieser wird vom Markraum des Oberschenkels durch das Kniegelenk in den Markraum des Schienbeines vorgeschlagen.

6. Kniescheibenentfernung

Die Vorbereitung des Patienten erfolgt wie bei Punkt eins.

An Instrumenten sind der Weichteilkorb und zwei starke Meniskusfaßzangen vorzubereiten.

Wenn durch den Unfall keine Hautverletzung entstanden ist, wird der Zugang zur Patella durch einen queren Schnitt geschaffen. Mit Skalpell, chirurgischer Pinzette und Präparier- oder Hohlschere werden die Patellafragmente vom Bandapparat herauspräpariert und entfernt. Die Quadrizepssehne wird mit dem Kniescheibenband durch eine eingeflochtene Naht mit Supramid extrastark verbunden. Dann werden die seitlichen Anteile des Streckapparates mit U-Nähten vereinigt. Dazu werden Perlon 00 oder Mersilene 00 und runde Nadeln verwendet. Zur Hautnaht wird ganz feines Nahtmaterial verwendet (z. B. Mersilene 0000 oder Bobingen-Perlon 000).

7. Operation der habituellen Kniescheibenverrenkung

Die Vorbereitung des Patienten erfolgt wie bei Punkt eins.

Vorzubereiten sind der Weichteilkorb und der Knochenkorb.

Mit Skalpell, chirurgischer Pinzette und Schere wird das Kniegelenk durch einen Längsschnitt eröffnet. Die Wundränder werden mit mehrzinkigen, scharfen Haken auseinandergehalten. An der Medialseite der Kniescheibe wird die Gelenkkapsel gerafft, gedoppelt und mit starkem Nahtmaterial, Supramid stark, genäht. Die verkürzte Lateralseite wird vorher mit einem Skalpell oder Tenotom gespalten. Es kann auch ein Faszienstreifen medial auspräpariert und lateral verlegt werden. In manchen Fällen wird die Tuberositas tibiae mit dem Kniescheibenband um 3—4 cm nach medial verpflanzt und mit runden Nadeln und Perlon 0 fixiert. Nach einer Röntgenkontrolle folgen Schichtnähte und ein gespaltener Oberschenkelgipsverband wird angelegt.

8. Seitenbandnaht

Wenn Teile des Seitenbandes in den Gelenkspalt hineingeschlagen sind oder wenn die Aufklappbarkeit des Gelenkes sehr groß ist, wird das Seitenband durch einen schrägen Hautschnitt dargestellt und mit feinen Nähten vereinigt.

Meistens ist dabei auch das Kreuzband gerissen. Das Kreuzband wird so, wie es unter Punkt neun beschrieben ist, versorgt.

Da die Seitenbandnaht häufig mit der Kreuzbandnaht kombiniert wird, wird grundsätzlich das gleiche Instrumentarium vorbereitet.

9. Kreuzbandnaht

Die Vorbereitung des Patienten erfolgt wie bei Punkt eins.

Vorzubereiten sind:

Weichteilkorb
Sehneninstrumente
Meniskusbesteck
Bohrdrähte mit Loch
Fagerstadraht Nr. 7 x 0,08
1 Ziehzange
1 Parallelzange
Desoutterischchen.

Das defekte Kreuzband wird mit Skalpell, Schere und chirurgischer Pinzette freigelegt und die Wundränder werden mit Haken oder Wundspreizer auseinandergehalten. Das Kreuzband kann auf zwei Arten genäht werden:

a) entweder wird das Kreuzband gedoppelt, das heißt die beiden Enden werden 1½–2 cm übereinandergelegt und mit runden Nadeln und zarten Nähten adaptiert oder

b) die Kreuzbandenden werden nur aneinandergelegt und mit zartem Nahtmaterial vernäht. Sind die Kreuzbänder am Ansatz abgerissen, wird eine Drahtnaht in das Band eingeflochten, durch einen Bohrkanal im Knochen geführt und außerhalb der Haut geknüpft.

Der Wundverschluß erfolgt in üblicher Weise. Abschließend wird ein Oberschenkelgipsverband angelegt, der bis auf den letzten Faden gespalten wird.

10. Kreuzbandplastik

Die Vorbereitung des Patienten erfolgt wie bei Punkt eins.

Vorzubereiten sind der Weichteilkorb, zwei Meniskusfaßzangen und ein Sehnenstripper.

Als Plastikmaterial wird ein Streifen der Fascia lata verwendet. Die Faszie wird durch zwei querverlaufende Inzisionen mit Skalpell, Schere, chirurgischer Pinzette und Sehnenstripper frei, das heißt mobil gemacht und ein Streifen davon entnommen, der aber mit dem lateralen Oberschenkelknorren in Verbindung bleibt. Dieser Streifen wird durch einen Bohrkanal im Oberschenkel in das Knie eingeführt und durch einen Bohrkanal im Schienbein wieder herausgeleitet. Abschließend werden Schichtnähte gemacht. Zur Ruhigstellung wird ein gespaltener Gipsverband angelegt.

11. Abrißbruch des Wadenbeinköpfchens

Die Vorbereitung des Patienten erfolgt wie bei Punkt eins.

Vorzubereiten sind der Weichteilkorb und der Knochenkorb mit der Drahtnaht.

Die Fraktur wird in üblicher Weise freigelegt und die Knochenstücke werden mit zwei Einzinkern, einer Meniskusfaßzange und einem Elevatorium reponiert. Zur Osteosynthese wird eine Drahtnaht verwendet. Mit der Spann- und Spitzzange wird der Draht angezogen, gedreht und der Drahtknopf umgebogen (die gedrehten Drahtenden werden bis auf ½ cm abgezwickt und mit einer Spitzzange an den Knochen gedrückt). Sodann folgt eine Röntgenkontrolle und abschließend der Wundverschluß in üblicher Weise. Zur Ruhigstellung wird ein Oberschenkelgipsverband angelegt, der gespalten wird.

XVIII. Operationen am Unterschenkel

1. Brüche der Eminentia intercondyloidea

Die Brüche der Eminentia intercondyloidea werden in der Regel unblutig reponiert. Die Bruchstelle wird mit 20 ccm Novocainlösung 2%ig betäubt und das Gelenk punktiert. Unter Röntgenkontrolle wird der Bruch eingerichtet. Abschließend wird eine Oberschenkelgipshülse, die gespalten wird, angelegt und das Bein auf eine schiefe Ebene gelagert.

Bei der offenen Reposition kann die Fixation wie bei der Kreuzbandnaht durch entfernbare Drahtnaht erfolgen.

2. Kondylenverschraubung und Spanunterfütterung

Der Patient liegt in Rückenlage auf dem Operationstisch. Am Oberschenkel wird eine Blutsperre angelegt.

Vorzubereiten sind:

Weichteilkorb
Knochenkorb
Spantischchen
Desouttertischchen
Kondylenschrauben mit Schraubschlüssel
1 Kabelzwickzange
2 Schlüssel zum eventuellen Zurückziehen der Kondylenschraube.

Nach dem Hautschnitt über der Bruchstelle folgt das Freipräparieren. Die abgebrochenen Knochenteile werden mit dem Elevatorium gehoben und in die richtige Lage gebracht. Anschließend wird aus der Knochenbank ein Span genommen. Dieser wird dem Defekt entsprechend zurechtgeformt und in den Defekt eingekeilt. Restliche Knochenlücken werden mit zerkleinerter Kompakta und Spongiosa genau aufgefüllt. Manchmal folgt noch eine Fixation mit einer Kondylenschraube, die mit dem Desoutter eingebohrt wird. Über jedes Ende dieser Schraube wird eine Beilagscheibe und eine Mutter geführt, letztere festgezogen und das vorstehende Ende der Schraube abgezwickt (manchmal genügt es, nach gedeckter oder blutiger Reposition die auseinandergebrochenen Bruchstücke nur mit einer Kondylenschraube festzuhalten, ohne daß eine Spanunterfütterung notwendig ist). Abschließend wird die Wunde verschlossen und ein Oberschenkelgipsverband, der gespalten wird, angelegt.

3. Spanentnahme am Schienbein

Die Vorbereitung des Patienten und der Instrumente geschieht in der gleichen Weise wie bei der Stellungsosteotomie des Oberschenkels (S. 129).

Zur Operation selbst wird das Schienbein subperiostal freigelegt und ein Span herausgemeißelt. Man kann den Span auch mit einer zweiblätterigen Kreissäge herausschneiden. Neuerdings wird auch die mit zwei Blättern armierte oscillierende STRYKER-Säge verwendet.

Dann wird die Wunde wieder in üblicher Weise verschlossen und verbunden.

4. Unterschenkelmarknagelung, gedeckt

Die Lagerung der Patienten erfolgt auf dem WITTMOSER-Tisch. Das Operationsgebiet wird mit Merfen gereinigt und das Bein steril abgedeckt.

Vorzubereiten sind:

Weichteilkorb

Hand-Markraumbohrer, ein Satz
(wenn vorhanden Lentodrill, Abb. 56)

2 Pfrieme

2 verschiedene Vorschlaggeräte

2 Nachschlageisen

4 Ziehhaken

1 Schlitzhammer

1 Metallhammer

Unterschenkelmarknägel.

Der Hautschnitt erfolgt quer, etwas oberhalb der Schienbeinrauhigkeit. Das Kniescheibenband wird der Länge nach gespalten. Die Wundränder werden mit Abdecktüchern abgedeckt. Diese werden mit Wäscheklemmen oder durch Nähte an der Haut fixiert. Mit dem Pfriem wird die Einschlagstelle des Nagels vorgebohrt, ein Führungsspieß unter Röntgendurchleuchtung in den Markkanal eingeführt und die Länge gemessen. Der Spieß wird wieder gezogen und der Marknagel mit Hammer und Nachschlageisen eingeführt. Abschließend wird die Haut verschlossen und darüber ein steriler Verband angelegt. Das Bein wird auf eine BRAUN'sche Schiene gelagert und, wenn der Patient bereits im Bette liegt, nochmals eine Röntgenkontrolle gemacht.

In manchen Fällen ist es notwendig, den Markraum vorher mit Bohrern zunehmenden Durchmessers aufzubohren.

5. Osteosynthese mit Bohrdrähten, Markdrähten und Drahtnaht

Der Patient liegt in Rückenlage auf dem Operationstisch und eine Blutsperre wird angelegt. Nach der chirurgischen Reinigung der Haut wird das Operationsgebiet steril abgedeckt.

Vorzubereiten sind:

Weichteilkorb

Knochenkorb mit Drahtnaht

Dessoutertischchen

1 gelochtes Meßlineal

Bohrdrähte: 1,6—1,8 mm stark.

Nach dem Hautschnitt über der Bruchstelle werden die Wundränder abgedeckt und ein Wundspreizer wird eingesetzt. Mit dem Raspatorium wird das Periost vom Knochen abgeschoben und der Bruch mit kleinen Knochenhaken reponiert. Der Bruch wird nun mit zwei gekreuzten Bohrdrähten in der Stärke von 1,6–1,8 mm, welche mit dem Desoutter eingeführt werden, fixiert. Nach einer Röntgenkontrolle wird die Wunde verschlossen und ein Gipsverband, der gespalten wird, angelegt.

Bei offenen Brüchen des Unterschenkels kann man in das Schienbein auch Markdrähte (1–5) einführen. Diese Osteosynthese gibt eine relative Stabilität. Zu diesem Zweck wird an der medialen Schienbeinfläche am proximalen Ende ein Loch gebohrt und von hier aus werden die Bohrdrähte eingeführt.

Es kann aber auch nach der Freilegung der Frakturstelle eine Drahtnaht gemacht werden, und zwar werden je nach der Art des Bruches eine oder mehrere Drahtumschlingungen gelegt. Stärke des Drahtes: 0,6–0,9 mm.

6. Stellungsosteotomie (V-Osteotomie)

Der Patient liegt in Rückenlage auf dem Operationstisch. Es wird eine Blutsperre angelegt. Nach der chirurgischen Reinigung der Haut wird das Operationsgebiet steril abgedeckt.

Vorzubereiten sind:

Weichteilkorb

Flachmeißel, verschiedene Größen

1 Schlegel.

Der Hautschnitt erfolgt dort, wo der Knochen gut durchblutet ist, und zwar entweder ober- oder unterhalb der Bruchstelle. Nach dem Freipräparieren und Freilegen des Knochenschaftes wird der Knochen V-förmig durchmeißelt und die Stellungskorrektur am Knochen vorgenommen.

7. Spananlagerung nach Phemister

Die Vorbereitung des Patienten erfolgt wie bei der Stellungsosteotomie, ebenso wird eine Blutsperre angelegt.

Vorzubereiten sind:

Weichteilkorb
Knochenkorb mit Drahtnaht
Spantischchen
Desouttertischchen.

Nach dem Hautschnitt über der Bruchstelle wird der Knochen freipräpariert. Dann wird aus der Knochenbank ein Span genommen, der vom Operateur auf dem Spantischchen in entsprechende Form und Größe gebracht wird. Nach der Abmeißelung vorstehender Knochenzacken wird der Span flächenhaft dem Schienbein angelegt und nur ausnahmsweise mit Draht fixiert. Das Periost wird darüber genäht; es folgen Faszien- und Hautnähte. Nun wird eine Röntgenkontrolle gemacht und ein Gipsverband, der gespalten wird, angelegt.

8. Defektpseudarthrosen

Der Patient liegt in Rückenlage auf dem Operationstisch. Es wird eine Blutsperre angelegt und das Operationsgebiet nach der chirurgischen Reinigung der Haut mit sterilen Tüchern abgedeckt.

Vorzubereiten sind:

Weichteilkorb
Knochenkorb
Verschraubungsinstrumente
Spantischchen
Desouttertischchen.

Die Pseudarthrose wird durch einen Längsschnitt mit Skalpell, chirurgischer Pinzette und Schere freigelegt. Mit HOHMANN'schen Hebeln wird die Muskulatur vom Knochen abgehalten, so daß dieser mit breiten Meißeln angefrischt werden kann. Nun wird der aus der Knochenbank entnommene Bankspan auf dem Spantischchen mit der Kreissäge entsprechend zugerichtet. Dieser Knochenspan wird dann beiderseits der Pseudarthrose flach an den Knochen gelegt und mit Nachschlageisen und Schlegel festgeklopft. Manchmal müssen viele feste und derbe Narben ausgeschnitten werden. Der Span wird am körperfernen und körpernahen Schienbeinende mit Schrauben befestigt (der Span wird der angefrischten Stelle beigelegt). Anschließend wird das Periost genäht, dann folgen Schichtnähte. Abschließend wird eine Röntgenkontrolle gemacht und die Wunde verbunden.

9. Wadenbeinosteotomie

Die Vorbereitung des Patienten erfolgt wie bei der Defektpseudarthrose.

Vorzubereiten sind der Weichteilkorb und der Knochenkorb.

Das Wadenbein wird in der Höhe des Schienbeinbruches bzw. der Pseudarthrose mit Skalpell, chirurgischer Pinzette und Schere subperiostal freigelegt und unter das Wadenbein ein Knochenhebel nach HOHMANN eingeschoben. Das Wadenbein wird mit einem breiten Meißel möglichst schräg durchtrennt und um die volle Breite verschoben. Nach einer Röntgenkontrolle wird die Wunde durch Schichtnähte verschlossen. Abschließend wird ein Gipsverband angelegt, wobei auf die achsengerechte Stellung des Schienbeines zu achten ist.

10. Achillessehnennaht

Der Patient wird auf dem Operationstisch auf dem Bauche gelagert und unter das Sprunggelenk wird eine große halbe Gummirolle geschoben. Es wird eine Blutsperre angelegt und das Operationsgebiet nach der chirurgischen Reinigung der Haut steril abgedeckt.

Vorzubereiten sind der Weichteilkorb und zwei Meniskusfaßzangen.

Knapp medial von der Achillessehne wird mit dem Skalpell ein 10–15 cm langer Schnitt angelegt. Die Wundränder werden mit Abdecktüchern abgedeckt und scharfe Haken oder ein Wundspreizer eingesetzt. Nun werden mit Präparierschere und chirurgischer Pinzette die zerfransten Sehnenstümpfe freipräpariert. Mit Supramid extrastark können die beiden Sehnenenden bei Plantarbeugung des Fußes durchflochten und zusammengeknüpft werden (am besten eignen sich dazu runde Nadeln). Der Musculus plantaris wird durch sehr zarte Nähte über der Sehnennahtstelle fixiert. Nach Anlegen einiger zarter Nähte im Unterhautzellgewebe erfolgt der Hautverschluß und darüber kommt ein steriler Verband. Abschließend wird ein Gipsverband angelegt.

Um keinen großen Fremdkörper zu versenken, wird die Achillessehne jetzt mit der körpereigenen oder einer homoioplastischen Plantarissehne genäht. Dazu wird eine spezielle Nadel, die sog. Plantarisnadel verwendet.

11. Achillotenotomie

Die Vorbereitung des Patienten erfolgt wie bei der Achillessehnennaht.

An Instrumenten sind vorzubereiten:

Weichteilkorb
2 Meniskusfaßzangen
1 Tenotom.

Die Achillotenotomie wird ausgeführt, wenn durch Verkürzung des Muskels der Fuß in Spitzfußstellung gezogen wird. Zwei Methoden finden hauptsächlich Anwendung:

a) **Gedeckt:** Durch eine Stichinzision wird mit einem Tenotom die Achillessehne quer zur Hälfte durchtrennt. Einige Zentimeter entfernt davon wird von der anderen Seite durch eine Stichinzision die Achillessehne zur Hälfte durchtrennt. Dann wird der Fuß kräftig dorsal flektiert, dadurch gibt die Sehne unter Verschiebung in ihren Fasern nach. In überkorrigierter Stellung wird ein Gipsverband angelegt.

b) Offen: Die Achillessehne wird durch einen Längsschnitt am oberen Ende dargestellt und V-förmig durchtrennt. Dann wird der Fuß kräftig dorsal flektiert und die Sehnenenden werden, so wie sie nun liegen, wieder durch Naht aneinander befestigt (dadurch wird das V zu einem Y). Abschließend wird die Wunde verschlossen und ein Gipsverband angelegt.

12. Gekreuzte Lappenplastik

Die Vorbereitung des Patienten erfolgt wie bei allen Unterschenkeloperationen. Die Lagerung des Patienten auf dem Operationstisch richtet sich je nach der Lage des Hautdefektes.

Vorzubereiten sind:

Weichteilkorb
2 kleine Häkchen
2 Reverdin-Pinzetten
12 Mosquitoklemmen.

Die Operation beginnt am kranken Bein, wo der Hautdefekt angefrischt wird. Dann wird am anderen Bein in der Größe des Defektes ein Hautlappen mit Skalpell, Schere, Pinzette und kleinen Häkchen gestielt abpräpariert.

Der gestielte Lappen wird vom gesunden Bein heruntergeschlagen und durch zarte Nähte fixiert. Damit durch das zweite Bein kein Zug an der Plastik entsteht, werden die Beine nach einem sterilen Verband über der Plastikstelle in Gips gelegt. Die Lappenentnahmestelle wird meistens mit einem Spalthautlappen gedeckt.

Um den Lappen möglichst schonend zu behandeln, soll er mit kleinen, einzinkigen Häkchen bei der Präparation gehalten werden.

13. Unterschenkelamputation

Siehe allgemeiner Teil.

XIX. Operationen im Bereich des Sprunggelenkes

1. Operation bei Abbruch eines hinteren Schienbeinkeiles

Die Vorbereitung des Patienten erfolgt wie bei den Operationen am Kniegelenk mit dem Unterschied, daß der Patient auf dem Bauch gelagert wird.

Vorzubereiten sind:

Weichteilkorb
Knochenkorb mit Drahtnaht
Verschraubungsinstrumente
Desouttertischchen.

Die Operation beginnt durch den Hautschnitt lateral der Achillessehne mit Skalpell, Schere und chirurgischer Pinzette. Das Bruchstück wird mit einer Präparierschere und einem Freer freigelegt und reponiert. Die Osteosynthese erfolgt durch Verschraubung.

Mit dem Desoutter werden in den Knochen Löcher gebohrt, deren Tiefe mit einem Häkchen sondiert wird. Die Länge wird mit dem Lineal gemessen. Nun wird eine Schraube, entsprechend dieser Länge, in den Schraubenzieher fixiert und eingeschraubt. Nach Beendigung der Operation wird eine Röntgenkontrolle gemacht und die Wunde in üblicher Weise verschlossen. Abschließend wird ein Unterschenkelgipsverband, der bis auf den letzten Faden gespalten wird, angelegt.

2. Osteosynthese bei Bruch des inneren Knöchels

Die Vorbereitung des Patienten erfolgt wie bei Punkt eins.

Vorzubereiten sind:

Weichteilkorb
Knochenkorb mit Drahtnaht
Desouttertischchen
1 gelochtes Meßlineal
Bohrdrähte: 1,8—2—2,2 mm stark.

Die Freilegung des Knöchels erfolgt durch einen Querschnitt über der Bruchstelle. Die Knochenfragmente werden, nachdem das Periost mit dem Raspatorium 2–3 mm von den Frakturrändern abgeschoben wurde, mit Einzinkern und Freer oder Ahle reponiert und mit gekreuzten Bohrdrähten fixiert. Nach einer Röntgenkontrolle werden die Drähte gekürzt, wozu die Zwickzange oder die Diamantscheibe verwendet wird. Die Drahtenden sollen so lang gelassen werden, daß man sie durch die Haut tasten kann, damit sie nach acht Wochen leicht entfernt werden können. Abschließend werden Schichtnähte gemacht und ein Unterschenkelgipsverband, der gespalten wird, angelegt.

3. Arthrodese des oberen Sprunggelenkes

Der Patient wird in Rückenlage auf dem Operationstisch gelagert.

Vorzubereiten sind:

Weichteilkorb
Knochenkorb
1 Ziehhaken
1 Ziehinstrument
1 Schlitzhammer
1 Vorschlageisen (mit Loch)
3 Führungsdrähte
Bohrdrähte: 2—2,5 mm stark
Schenkelhalsnägel
Desouttertischchen.

Der Zugang zum Talokruralgelenk erfolgt durch einen Längsschnitt mit Skalpell, Schere und Raspatorium. Das Talokruralgelenk wird mit einem Hohlmeißel aufgesplittert und unter Umständen eine Fehlstellung korrigiert. Die Arthrodese kann man auch durch Zylinderverriegelung mit dem Arthrodesenbohrer nach SCHERBICHLER bewirken. Man kann auch einen Verschiebespan verwenden, der durch Aussägen an der vorderen Schienbeinfläche gebildet wird. Dann wird in den Talus ein Loch ausgemeißelt und der Verschiebespan in den Talus eingeschoben und eingekeilt. Zur Stabilisierung können gekreuzte Bohrdrähte, 2–2,5 mm stark, von der Ferse in das Schienbein eingebohrt werden.

Wenn das obere und untere Sprunggelenk gleichzeitig versteift werden, wird an der Ferse ein Schnitt gemacht und ein Bohrdraht durch das untere und obere Sprunggelenk in das Schienbein eingeführt. Wenn die Röntgenkontrolle eine gute Lage des Führungsdrahtes ergibt, wird die Nageleinschlagstelle im Fersenbein mit einer Zylinderfräse vorgebohrt und ein Schenkelhalsnagel passender Länge mit Nachschlageisen und Hammer eingeschlagen. Dann wird der Führungsspieß entfernt.

Zum Abschluß werden Faszien- und Hautnähte und nochmals eine Röntgenkontrolle gemacht. In der Regel wird ein Unterschenkelgipsverband, der gespalten wird, angelegt.

4. Arthrodese der distalen Schienbein-Wadenbeinsyndesmose

Die Vorbereitung des Patienten erfolgt wie bei Punkt eins.

Vorzubereiten sind:

Weichteilkorb
Knochenkorb
Verschraubungsinstrumente
Spantischchen
Desouttertischchen.

Mit Skalpell, Schere und chirurgischer Pinzette wird ein vorderer Längsschnitt angelegt und mit Präparierschere das vorhandene Narbengewebe entfernt. Der Knochen wird mit Meißeln verschiedener Breite und einem Schlegel angefrischt. Die abgefallenen Knochenspäne werden in einem Schälchen mit 9‰iger Kochsalzlösung aufgehoben. Nun werden das Schien- und Wadenbein mittels Verschraubung mit passenden Schrauben aneinander fixiert. Anschließend werden die aufbewahrten Knochenspäne und eventuell ein Fremdspan beigelegt. Dann wird eine Röntgenkontrolle gemacht und die Wunde verschlossen. Abschließend wird ein Unterschenkelgipsverband, der gespalten wird, angelegt.

5. Entfernung der abgebrochenen Spitze des inneren Knöchels

Die Vorbereitung des Patienten erfolgt wie bei Punkt drei.

Vorzubereiten sind der Weichteilkorb und der Knochenkorb.

Durch einen medialen Querschnitt mit Skalpell und chirurgischer Pinzette wird die Haut durchtrennt. Das meistens vorhandene Hämatom wird ausgeräumt. Die Wundränder werden mit Abdecktüchern abgedeckt und mit scharfen Haken oder einem Wundspreizer auseinandergehalten. Mit einer Präparierschere und chirurgischer Pinzette kann das Knöchelfragment freipräpariert und mit einer Meniskusfaßzange oder einer Knochenfaßzange gefaßt und entfernt werden. Dann wird das Deltaband genäht. Nach einer Röntgenkontrolle wird die Wunde in üblicher Weise verschlossen. Abschließend wird ein gespaltener Unterschenkelgipsverband angelegt.

6. Peroneussehnenluxation

Die Vorbereitung des Patienten erfolgt wie bei Punkt drei.

Vorzubereiten sind der Weichteilkorb und die Sehneninstrumente.

Mit Skalpell und chirurgischer Pinzette wird um den äußeren Knöchel ein bogenförmiger Schnitt geführt und die Sehne mit Schere und Pinzette freipräpariert. Nun wird die Sehne reponiert. Um die Peroneussehne in ihrer reponierten Lage zu erhalten, wird ein Faszienstreifen mit sehr zarten Nähten darübergenäht. Abschließend erfolgen Schichtnähte und ein Unterschenkelgipsverband, der gespalten wird, wird angelegt.

XX. Operationen am Fuß

1. Untere Sprunggelenkarthrodese und Fersenbeinbrüche

Der Patient wird auf dem Bauche gelagert. Eine Blutsperre wird angelegt. Nach der Reinigung der Haut wird das Operationsgebiet steril abgedeckt.

Vorzubereiten sind:

Weichteilkorb
Knochenkorb
1 Nachschlageisen
2 Ziehhaken
1 Ziehgerät
1 Schlitzhammer
3 Führungsdrähte
Schenkelhalsnägel
Desouttertischchen.

Die Operation beginnt durch einen Schnitt lateral der Achillessehne mit Skalpell und chirurgischer Pinzette, wobei das Gelenk freigelegt wird. Dann wird das Fettgewebe mit Schere und Pinzette teilweise entfernt. Nun wird am unteren Sprunggelenk mit dem Arthrodesenbohrer eine Zylinderverriegelung oder eine Aufsplitterung des Gelenkes mit einem Lexer-Meißel vorgenommen. Durch das Fersenbein wird mit dem Desoutter ein Führungsdraht in den Sprungbeinkopf eingebohrt. Jetzt wird eine Röntgenkontrolle gemacht. Sitzt der Führungsdraht gut, wird der Knochen entlang des Drahtes durch einen ungefähr 5 cm langen Querschnitt freigelegt, mit der Fräse ein ungefähr 8 mm langes Loch durch die Kortikalis gebohrt und dann der Schenkelhalsnagel über dem Führungsdraht eingeschlagen. Nun wird nochmals eine Röntgenkontrolle gemacht. Dann wird der Führungsdraht herausgezogen, die Blutsperre entfernt und die Blutstillung vorgenommen. Die Wunde wird verschlossen und ein Druckverband angelegt.

2. Luxatio pedis sub talo

Ist eine unblutige Reposition durch Zug am Fuß wie beim Stiefelausziehen nicht möglich, wird über dem Taluskopf ein kleiner Schnitt gemacht und mit zwei kleinen Einzinkern blutig reponiert. Nach dem Wundverschluß wird ein Unterschenkelgipsverband, der gespalten wird, angelegt.

Vorzubereiten sind der verkleinerte Weichteilkorb und der Knochenkorb.

3. Vordere Sprunggelenkarthrodese

Der Patient wird auf dem Rücken gelagert und am Ober- oder Unterschenkel wird eine Blutsperre angelegt.

Vorzubereiten sind:

Weichteilkorb
Knochenkorb mit Drahtnaht
Verschraubungsinstrumente
1 gelochtes Meßlineal
Bohrdrähte: 1,8—2—2,2 mm stark
Spantischchen
Desouttertischchen.

Die Operation beginnt durch einen Querschnitt an der Innen- und Außenseite des Sprunggelenkes. Dann wird mit einem Raspatorium und mit Meißeln der Knorpel vom Sprunggelenk entfernt. Die entknorpelten Gelenkkörper werden durch eine durchbohrte Drahtnaht oder mit gekreuzten Bohrdrähten fixiert.

Zur Sicherung der knöchernen Verbindung wird manchmal medial und lateral in den Knochen eine Rinne gemeißelt und in diese Rinne je ein Knochenspan eingekeilt, der das Gelenk überbrückt. Bei Fehlstellungen werden die Knochen keilförmig angefrischt.

Abschließend wird die Wunde verschlossen und ein Oberschenkelgipsverband, der gespalten wird, angelegt.

4. Osteosynthese der Fußwurzel und des Mittelfußes

Die Vorbereitung des Patienten erfolgt wie bei Punkt drei.

Vorzubereiten sind:

Desouttertischchen
Bohrdrähte: 1,8—2—2,2 mm stark
1 gelochtes Meßlineal
1 Zwick-, 1 Zieh- und 1 Flachzange.

Bei der Osteosynthese der Fußwurzel und des Mittelfußes wird in der Regel geschlossen reponiert und perkutan mit gekreuzten Bohrdrähten fixiert. Abschließend wird ein gespaltener Unterschenkelgipsverband angelegt.

5. Hallux valgus (Operation nach Mayo)

Die Vorbereitung des Patienten erfolgt wie bei Punkt drei.

Vorzubereiten sind der Weichteilkorb und der Knochenkorb.

Die Operation beginnt durch einen ovalären Schnitt medial über dem Grundgelenk der Großzehe. Das Köpfchen des Metatarsus I wird mit einem Flachmeißel abgemeißelt und der Schleimbeutel aus dem Bereich der Exostose mit einer Naht zwischen dem Grundglied der Großzehe und dem ersten Mittelfußknochen gelagert. Manchmal wird auch die Strecksehne Z-förmig verlängert. Die Wunde wird durch Hautnähte verschlossen. Darüber kommt ein Spatelverband, und zwar werden hier an der Innenseite der Großzehe eine Zellstoffrolle und ein Holzspatel angelegt und fixiert.

6. Hammerzehe

Die Vorbereitung des Patienten erfolgt wie bei Punkt drei.

Vorzubereiten ist ein Nahttischchen, das ergänzt wird durch:

3 verschieden große Luer
1 Liston
1 Lexer-Meißel
2 Flachmeißel, mittlere Größen
1 Schlegel.

Die Operation beginnt durch einen Quer- oder Längsschnitt über dem Mittelgelenk der betreffenden Zehe. Die körperferne Hälfte des Grundgliedes wird entfernt. Dann wird die längsgespaltene Sehne durch eine oder zwei Nähte geschlossen. Es folgen Hautnähte und darüber kommt ein steriler Verband.

7. Sehnentransplantationen am Fuß

Siehe allgemeiner Teil.

8. Amputationen im Bereich des Fußes

Siehe allgemeiner Teil.

Literaturverzeichnis

BÖHLER, L.: Verbandlehre Teil I., Wilhelm Maudrich, Wien 1947.

BÖHLER, L.: Die Technik der Knochenbehandlung, Wilhelm Maudrich, Wien 1957.

FUCHS, F.: Die Helferin des Chirurgen, Georg Thieme, Leipzig 1956.

KABOTH, B.: Lehrbuch der Instrumentenkunde für die Operationspraxis, 6. Auflage, Walter de Gruyter und Co., Berlin 1958.

KURTZAHN, H.: Kleine Chirurgie, 11. Auflage, Urban und Schwarzenberg, Wien 1946.

RUSSE, O.: Atlas unfallchirurgischer Operationen, Wilhelm Maudrich, Wien 1955.

STRELI, R.: Technik der Tendoplastischen Oberschenkelamputation nach Callander, Chirurgische Praxis — 2, 207, 1958.

Alphabetisches Inhaltsverzeichnis

Seite

Seite

Alphabetisches Verzeichnis der Abbildungen

FSC
www.fsc.org
MIX
Papier | Fördert gute Waldnutzung
FSC® C083411

Zeitfracht Medien GmbH
Ferdinand-Jühlke-Straße 7
99095 Erfurt, Deutschland
produktsicherheit@kolibri360.de